U0222545

全国卫生产业企业管理协会治未病分会
中国民族医药学会医史文化分会　联合组织编写
中关村炎黄中医药科技创新联盟

话说国医

北京卷

丛书总主编　温长路

本 书 主 编　潘秋平

　　　　　　刘理想

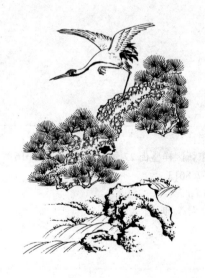

河南科学技术出版社
· 郑州 ·

图书在版编目（CIP）数据

话说国医. 北京卷/潘秋平，刘理想主编. —郑州：河南科学技术出版社，2017.1（2023.3重印）
ISBN 978-7-5349-8014-5

Ⅰ.①话… Ⅱ.①潘… ②刘… Ⅲ.①中医学–医学史–北京市 Ⅳ.①R-092

中国版本图书馆 CIP 数据核字（2016）第 080117 号

出版发行：河南科学技术出版社
　　　　　地址：郑州市郑东新区祥盛街 27 号　　邮编：450016
　　　　　电话：(0371) 65788613
　　　　　网址：www.hnstp.cn
策划编辑：马艳茹　高　杨　吴　沛
责任编辑：武丹丹
责任校对：胡　静
封面设计：张　伟
版式设计：王　歌
责任印制：张　巍
印　　刷：三河市同力彩印有限公司
经　　销：全国新华书店
幅面尺寸：185 mm×260 mm　　印张：14.75　　字数：206 千字
版　　次：2023 年 3 月第 3 次印刷
定　　价：178.00 元

本书编写人员名单

主　编　潘秋平　刘理想

编　委　张玉辉　荆志伟　程志立

　　　　杨　敏　段晓华　郑丰杰

　　　　赵凯维

总　序

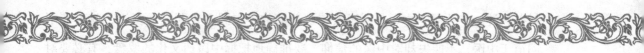

　　国医，是人们对传统中国医学的一种称谓，包括以汉民族为主体传播的中医学和以其他各不同民族为主体传播的民族医学，与现代习惯上的"中医学"称谓具有相同的意义。她伴随着数千年来人们生存、生活、生命的全过程，在实践中历练、积累，在丰富中沉淀、完善，逐渐形成了具有中国哲学理念、文化元素、科学内涵的，在世界传统医学领域内独树一帜的理论体系，为中华民族乃至全世界人民的健康做出了重大贡献。

　　中医具有鲜明的民族特征和地域特色，以其独特的方式生动展示着以中国为代表的、包括周边一些地区在内的东方文化的历史变迁、风土人情、生活方式、行为规范、思维艺术和价值观念等，成为中国优秀传统文化的有机组成部分和杰出代表，从一个侧面构建和传承了悠久、厚重的中国传统文化。自岐黄论道、神农尝百草、伏羲制九针开始，她一路走来，"如切如磋，如琢如磨"（《诗经·国风·卫风》），经过千锤百炼，逐渐形成了包括养生文化、诊疗文化、本草文化等在内的完整的生命科学体系，也是迄今世界上唯一能够存续数千年而不竭的生生不息的医学宝藏。

　　中国幅员辽阔，在不同的区域内，无论是地貌、气候还是人文、风情，都存在着较大差异。因此，在长期发展过程中也形成了具有相同主旨而又具不同特质的中医药文化。其方法的多样性、内容的复杂性、操作的灵活性，都是其他学科不可比拟也不能替代的。在世人逐渐把目光聚焦于中国文化的今天，国学之风热遍全球。国学的核心理念，不仅存在于经典的字句之中，重要的是蕴结于中国人铮铮向上的精神之中。这种"向上之气来自信仰，对文化的信仰，对人性的信赖"（庄世焘《坐在人生的边上——杨绛先生百岁答问》），是对文化传统的认知和共鸣。"文化传统，可分为大传统和小传统。所谓大传统，是指那些与国家的政治发展有关的文化内容，比如中国汉代以后的五行学说，就属于大传统。"（李河《黄帝文化莫成村办旅游》）无疑，中医是属于大传统范畴的。中国文化要全面复兴，就不能不问道于中医，不能失却对中医的信仰。要准确地把握中医药文化的罗盘，有必要对中医学孕育、形成、发展的全过程进行一次系统的梳理和总结，以从不同的地域、不同的视角、不同的画面全方位地展示中医学的深邃内涵和学术精华，为中医学的可持续发展，特别是众多学术流派的研究提供更多可信、可靠、可用的证据，为促进世界各国人民对中医更深层次的了解、认同和接受，为文化强国、富国战略的实施和中医走向世界做出更大的贡献。如此，就有了这个组织编撰大型中医药文化丛书《话说国医》的想法和策划，有了这个牵动全国中医学术界众多学者参与和未来可能影响全国众多读者眼球的举动。

《话说国医》丛书，以省（直辖市、自治区）为单位，每省（直辖市、自治区）自成一卷，分批、分期，陆续推出。丛书分则可审视多区域内的中医步履，合则能鸟瞰全国中医学之概观。按照几经论证、修改、完善过的统一范式组织编写。丛书的每卷分为以下四个部分：

第一部分——长河掠影。讲述中医从数千年的历史中走来，如何顺利穿越历史的隧道，贯通历史与现实连接的链条，是每卷的开山之篇。本篇从大中医概念入手，着眼于对各省（直辖市、自治区）与中医药发展重大历史事件关系的描述，既浓彩重笔集中刻画中医药在各地的发展状况和沧桑变迁的事实，又画龙点睛重点勾勒出中医学发展与各地政治、经济、文化的多重联系。在强调突出鲜明思想性的原则下，抓住要领、理出线条、总结规律、突出特色，纵横历史长河，概说中医源流，彰显中医药文化布散于各地的亮点。

第二部分——历史人物。该部分是对各地有代表性的中医药历史人物的褒奖之篇。除简要介绍他们的生卒年代、学术履历、社会交往等一般项目外，重点描述他们的学术思想、学术成就和社会影响。坚持按照史学家的原则，实事求是，秉笔直书，不盲目夸大，也不妄自菲薄，同时跳出史学家的叙述方式，用文学的手法将人物写活，把故事讲生动。其中也收入了一些有根据的逸闻趣事，并配合相关图片，以增加作品的趣味性和可读性，拉近古代医家与现代读者的距离。

第三部分——往事如碑。该部分表现的主题是在中国医学史上值得记上一笔的重大事件：第一，突出表现自然灾害、战争、突发疫病等与中医药的关系及其对医学发展的客观作用；第二，重点反映中医地域特色、不同时期的学术流派、药材种植技术与道地药材的形成等对中医药理论与实践传承的影响；第三，认真总结中医药在各个历史时期对政治、经济、文化生活等产生的积极作用。以充分的史料为依据，把中医药放到自然的大环境、社会的大背景下去考量，以充分显示她的普适性和人民性。

第四部分——百年沉浮。即对 1840 年以来中医药发展概况的回顾和陈述，特别关注在医学史上研究相对比较薄弱的民国时期中医药的发展状况，包括中医的存废之争、西学东渐对中医的挑战和影响，以及新中国成立、中医春天到来后中医药快速发展的情况和学术成就等。梁启超说："凡在社会秩序安宁、物力丰盛的时候，学问都从分析整理一路发展。"（《中国近三百年学术史》）通过对不同阶段主要历史事实的综合和比对，借镜鉴、辨是非、放视野、明目标，以利于中医未来美好篇章的谱写。

作为中医药文化丛书，《话说国医》致力于处理好指导思想一元化与文化形式多样性的关系。在写作风格上，坚持以中医科学性、思想性、知识性为导向，同时注重在文化性、趣味性、可读性上下功夫，以深入浅出的解读、趣味横生的故事、清晰流畅的阐释，图文并举，文表相间，全方位勾画出一幅中医学伟大、宏观、细腻、实用的全景式长卷。参加本书编纂的人员，都是从全国各地遴选出的中医药文化研究领域内的中青年中医药学者，他们头脑清、思维新、学识广、笔头快，在业内和社会上有较大影响和较高声誉，相信由他们组成的这支队伍共同驾驭下的这艘中医药文化航母，一定会破浪远航，受到广大读者的支持和欢迎！

丛书在全国大部分省、市、自治区全面开始运作之际，写上这些话，也算与编者、作者的一种交流，以期在编写过程中能对明晰主旨、统一认识、规范程序起到些许作用；待付梓之时，就权作为序吧！

温长路
2012 年 12 月于北京

前　言

　　北京是中国历史名都，亦是世界历史文化名城。北京的历史源远流长，若从周口店北京猿人算起，迄今已有约 50 万年，是公认的人类文明的发祥地之一；若以琉璃河商周古城作为北京建城历史的起点，至今也已有 3 000 多年。北京的建都，可以上溯到春秋战国时期。作为王朝的都城，自辽金元以来，及于明清，北京城市建筑更加宏伟，都市规范更加具体了。中华人民共和国成立后又定都于此。

　　从周口店约 50 万年前的北京猿人，到约 3 万年前的山顶洞人，从考古发掘中，可以看到原始人类穴居燎地以及熟食的一些迹象，熟食可使人减少腹疾，预防疾病。

　　北京的医药史，可谈及的太多。譬如《马可·波罗游记》里，就谈到过马可·波罗到元代宫廷里，看到元朝皇帝进餐时，宫人送菜，都用皮纸罩上自己的口鼻。这是近代戴口罩的先驱，也可以说是最原始的口罩，不过不是自己防病，而是防止把不洁之气传播扩散。在元代宫廷里，对于饮食卫生是相当重视的。从流传至今的少数民族医家——当时的宫廷饮膳御医忽思慧所著的《饮膳正要》里，可以看到防止饮食中毒的许多记载。又如甲骨文就是在北京被学术界发现的。甲骨文作为"龙骨"，在药铺出售，也不知有多少年，无形中不知损失了多少史料。然而终于有一天，一位金石学家（王懿荣）患疟疾配药回来，检误过秤时，发现"龙骨"上刻有文字，因而追踪研究，引起了有心人的大量搜集，使得甲骨文成为今日我国文物方面的重要财富，在世界历史上也是无与伦比的一宗宝物。仅举这两点为代表，可见北京的医药史料内容是很丰富的，也是很有趣味的。

中医药作为中华民族的瑰宝，是中华文明的智慧结晶。中国幅员辽阔，在不同的区域内，无论是是地貌、气候，还是人文、风情，都存在较大差异，在长期发展过程中形成了具有相同主旨而又具有不同特质的中医药文化，从地域文化角度来讲，中医药自身具有鲜明的民族特征和地域特色。辽、金、元、明、清，北京五为帝都，时间长达近千年，这时期北京的历史已不仅仅是地方史，更是中国史、世界史中不可缺少的十分精彩的一页，对中国乃至世界历史都曾产生过重要影响。而今，北京作为中华人民共和国的首都，更是对中国与世界产生着持续的影响。北京的历史文化具有全国各民族文化交融的多元性、较大应变升华的包容性和高雅厚重等特点，北京中医药学的特点与其是一脉相通的。概括起来，北京占有中国历史文化与地理区位的明显优势，在学术上独具太医院宫廷医学学派的传承，汇聚与培养了多学派的名医群体和多学科的精英，人才济济；具有从御药房到同仁堂的丰厚中药文化底蕴；对于人才的培养，在师承传统教育的基础上，孕育并创立了高等学历教育的新模式；在"西学东进"的浪尖上，从中西医汇通涌向中西医整合的激流，创立与发展了中西医结合事业。因此，本书编写过程中，根据北京中医药发展历史特点与丛书总体框架设计，选取相关文献对北京中医药历史予以介绍。

在"长河掠影"部分中，首先大体介绍北京历史概况，然后介绍元、明、清时期太医院与御药房情况，并对北京老字号药铺进行介绍；在"历史人物"部分中，介绍北京历史上与医学相关的人物，特别是元明清时期的御医、清代名医，以及民国时期的京城四大名医等；在"往事如碑"部分中，介绍了北京历史上曾经发生的瘟疫及防治，北京地区节令养生习俗、养生小吃、代茶饮及医药习俗，宫廷种痘，帝王与丹药，帝王的养生之术，以及民国时期的中医院校、中医学会、西医院校与学科的发展情况；在近代以来的百年世纪风云中，北京的中医药事业经历了艰难曲折的路程，北京作为中国的文化中心，在近现代中西文化交流与碰撞过程中，中西医学文化的争论也在这个舞台上持续上演乃至当代，因此在"百年沉浮"部分中，选取进化论思想影响下的中西医论争、近代名人与中医、"中医科学化"运动影响，以及新中国时期就中医教育问题而发生的"五老上书"，同时介绍了新中国成立后北京中医药发展的情况，等等。透过历史的烟云，可以清晰地看到先贤们不屈不挠、奋勇开拓的精神，燕京医学学派即在这块古老而又积淀着深厚文化的沃土上逐渐形成、延续和发展。北京中医药发展的历史，在一定的程度上可以认为是全国中医药学的缩影。透过北京中医药历史发展的情况，亦可以管中窥豹，有助于我们对全国中医药学的历史发展有所理解。

在本书的编写过程中，由于有关北京中医药历史的资料庞杂而且分散，资料搜集工作有很大难度，加之我们水平的限制，资料选取亦难免顾此失彼，本书可能存在不少的缺憾甚至错误，如蒙读者不吝指正，我们将十分感谢。同时，在本书的编写过程中，引用与参考了当代相关论著与研究成果，在此向作者一并致谢。

编者

2016 年 4 月

目　录

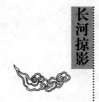

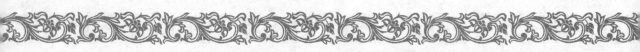

4

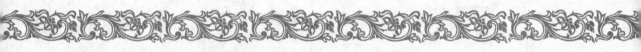

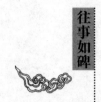

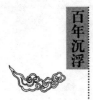

长河掠影

北京历史

北京处于北纬 39.1°~41.6°、东经 115.7°~117.4°，位于华北平原的北端，平均海拔 20~60 米，山地海拔 1 000~1 500 米。地势特点是西北高、东南低。西边是太行山余脉西山，北边是燕山山脉的军都山，两山在南口关沟交会形成一个"北京弯"，其中的平原就是北京平原。北京是中原北方的门户，位于东西地势的交会处，"左环沧海，右拥太行，北枕居庸，南襟河济……诚天府之国"（南朝范缜《幽州赋》）。北京从元代开始就是全国的首都。古人认为"以燕京而视中原，居高负险，有建瓴之势"，"形胜甲天下，层山带河，有金汤之固，诚万古帝王之都"。

北京是一座具有悠久历史的古城，约 50 万年前，北京周口店就活跃着中华民族的远祖——北京猿人。瑞典地质学家安特生和奥地利古生物学家师丹斯基在 1921 年 8 月发现了北京猿人遗址，中国考古学者裴文中在 1929 年 12 月 2 日发掘出第一个北京猿人头盖骨化石。北京猿人大脑比猿的大脑发达，他们用双手劳动，能够直立行走，具备简单的思维能力，能制造原始工具，已经会使用火和保存火种。

范文澜在《中国通史》中写道："北京西南周口店山洞里，一九二九年发现生存在约四五十万年前的猿人头骨、牙齿、下颚骨和躯干骨化石。这种猿人被命名为'中国猿人北京种'（或叫'北京人'）。他们已经知道选取砾石或石英，打击成为有棱角的石片，当作武器或生产工具来使用。他们居住在石灰岩的山洞里，用木柴燃火，烧烤食物。"火可以帮助远古人类驱赶野兽，煮熟食物，它改变了人类的饮食习惯，这样可以增加食品卫生和营养，减少疾病的发生。

在距今约 20 万年前的旧石器时代中期，北京出现了早期智人——新洞人。考古发现新洞人遗址中有较多燃烧食物所遗留的灰烬，说明新洞人已经普遍使用火来煮熟食物。

距今约 3 万年前的山顶洞人也在北京繁衍生息。他们会用兽皮缝制衣服，以帮助御寒。他们用兽骨、蚌壳等磨制装饰品，制造钻孔工具的水平已经比较高了，说明他们已经初具审美意识。他们的主要生产活动是采集与狩猎，并开始了以血缘关系为基础的群居生活。他们喜欢红色，装饰品以红色为饰，墓葬中也有红色的铁矿粉末，这说明他们可能已有宗教信仰。有人认为铁矿粉末撒在尸体上及其周围，表示给死者以新的血液，也许是希望死去的人能够在另外的世界复活。

帝尧时期，北京地区已经有城邑存在了，名为"幽都"。《山海经·海内经》言："北海之内，有山，名曰幽都之山，黑水出焉。其上有玄鸟、玄蛇、玄豹、玄虎、玄狐蓬尾。有大玄之山，有玄丘之民，有大幽之国，有赤胫之民。"帝尧曾经命和叔掌管北方幽都之地。《尚书·尧典》曰："申命和叔，居北方，曰幽都。"幽都亦名幽州，传说尧时大臣共工曾经被流放到幽州。《尚书·舜典》载："流共工于幽州。"《庄子·在宥》也有"流共工于幽都"的记载。

小知识

共工：中国上古时期传说中的水神，掌管洪水，是尧的大臣，为"四凶"之一（四凶：共工、驩兜、三苗、鲧），被流放到幽州。《尚书·舜典》记载："流共工于幽州，放驩兜于崇山，窜三苗于三危，殛鲧于羽山，四罪而天下咸服。"《淮南子》记载了共工与颛顼争帝的传说。《淮南子·天文训》言："昔者共工与颛顼争为帝，怒而触不周之山，天柱折，地维绝。天倾西北，故日月星辰移焉；地不满东南，故水潦尘埃归焉。"

　　春秋战国时期（前 770—前 221），有一个叫作蓟国的小诸侯国在北京建立城市，后来蓟国被燕国打败，燕国将自己的都城迁到了蓟，这就是"燕都""燕京"的由来。燕国的开国之主是召公奭。

小知识

《史记·燕召公世家》载："召公奭与周同姓，姓姬氏。周武王之灭纣，封召公于北燕。其在成王时，召公为三公：自陕以西，召公主之；自陕以东，周公主之。成王既幼，周公摄政，当国践祚，召公疑之，作君奭。君奭不说周公。周公乃称：'汤时有伊尹，假于皇天；在太戊时，则有若伊陟、臣扈，假于上帝，巫咸治王家；在祖乙时，则有若巫贤；在武丁，则有若甘般：卒维兹有陈，保乂有殷。'于是召公乃说。"

"召公之治西方，甚得兆民和。召公巡行乡邑，有棠树，决狱政事其下，自侯伯至庶人，各得其所，无失职者。召公卒，而民人思召公之政，怀棠树，不敢伐，歌咏之，作甘棠之诗。"

　　在北京房山区琉璃河镇董家林村发现的燕国文化遗址，包括城址、燕国贵族的墓葬群、带有燕侯铭文的青铜器等，这是北京建城最早的见证，距今已有 3 000 多年的历史。燕国在战国七雄中相对弱小，《史记·燕召公世家》说："燕北迫蛮貊，内措齐、晋，崎岖强国之间，最为弱小，几灭者数矣。""荆轲刺秦"演绎了一段悲壮的历史，但是并不能阻止秦王嬴政一统天下的步伐。《史记·燕召公世家》记载："燕见秦且灭六国，秦兵临易水，祸且至燕。太子丹阴养壮士二十人，使荆轲献督亢地图于秦，因袭刺秦王。秦王觉，杀轲，使将军王翦击燕。二十九年，秦功拔我蓟，燕王亡，徙居辽东，斩丹以献秦。三十年，秦灭魏。三十三年，秦拔辽东，虏燕王喜，卒灭燕。"

　　秦始皇统一天下后，燕都被改称蓟县，属于秦朝广阳郡属地。西汉初蓟县被划归燕国管辖。西汉元凤元年（前 80 年）时，隶属幽州。东汉时隶属渔阳郡管辖。东汉永元八年（96 年）蓟县重新隶属广阳郡。秦汉时期蓟县属于北方重镇。

　　西晋时改广阳郡为燕国，幽州驻所迁至范阳。南北朝后赵时期，幽州被重新迁回蓟县，燕国改称为燕郡，"燕郡"的称号一直维持到前燕、前秦、北魏时期。蓟县从曹魏一直到隋唐都是北方重镇。

隋开皇三年（583年），燕郡被废除。隋大业三年（607年），幽州改称为涿郡。一直到唐武德年间，涿郡才被重新称作幽州。唐贞观元年（627年），幽州归属河北道管辖。范阳节度使曾经把幽州作为驻地。"安史之乱"期间，安禄山在幽州称帝，国号称作"大燕"，称范阳郡为"大都"。这是北京第一次叫作"大都"。后来安禄山部将史思明夺取了大燕政权，自称皇帝，改范阳为"燕京"，这是北京第一次叫作"燕京"。"安史之乱"以后，唐朝政府重新设置幽州，属于卢龙节度使管制。五代初年，刘仁恭在幽州建立政权，自称燕王，此政权为后唐所灭。

后晋创建者石敬瑭为称帝求救于契丹，把幽云十六州割让给契丹，幽云十六州包括：幽（今北京市）、蓟（今天津蓟县）、檀（今北京密云）、顺（今北京顺义）、儒（今北京延庆）、涿（今河北涿州）、新（今河北涿鹿）、莫（今河北任丘北）、瀛州（今河北河间）等地。

北宋初年宋太宗与辽作战，想收复被后晋割让的幽云十六州，但是没有成功。契丹在会同元年（938年）的时候，在北京建立陪都，称作南京幽都府，辽开泰元年（1012年）改称为南京析津府，后来又改称燕京。北宋末年，宋朝政府联合金国灭掉了辽国，收复了幽云十六州，在此地设置燕山府路和云中府路，北京隶属于燕山府路。后来金国伐宋，再次占领了北京。

1153年，女真人金朝帝王完颜亮正式建都北京，更名中都，地址在现在的北京市西南。从此以后，元、明、清三朝均建都于此。

1215年，金中都被蒙古军攻陷，蒙古政权设置燕京路大兴府。元世祖至元元年（1264年）改称中都路大兴府。至元四年（1267年），在金中都东北郊修建了元大都。至元九年（1272年），中都大兴府改称为大都路。元朝是我国历史上第一个由少数民族建立的统治全国的王朝。在中国历史上元朝的疆域是最大的，《元史·地理志》记载，元朝时期国家版图"北逾阴山，西极流沙，东尽辽左，南越海表"。

明洪武元年（1368年），朱元璋在南京建立明朝，同年派军北上，元顺帝从大都逃走。明军占领北京，八月改称为北平府，同年十月划归于山东行省。"靖难之役"时燕王朱棣夺取江山，明永乐元年（1403年）正月，北平改称北京，升为顺天府。1406年，明成祖朱棣下诏迁都北京，同时开始紫禁城的营建。1420年明代紫禁城基本竣工。1421年正月，明朝政府正式迁都北京，南京为留都。1644年，农民起义军领袖李自成占领北京，明朝皇帝崇祯帝在北京煤山自缢。

清朝是以满族为主体建立的最后一个封建王朝。1616年，努尔哈赤建大金国，史称"后金"，定都在赫图阿拉（今辽宁省新宾县境内）。1636年，皇太极将国号改为清。1644年十月，福临在北京登基，下诏"定鼎燕京"。清朝攻占北京后，也将首都称作顺天府，属于直隶省管辖。

1911年辛亥革命后，中华民国定都南京，1912年迁都北京，直至1927年北洋政府结束。北伐战争后，国民政府将首都迁到南京，北京改称为"北平特别市"。1930年6月，北平成为属于河北省管辖的"北平市"。

1937年卢沟桥事变后，北平被日军占领，成立了"中华民国临时政府"，北平被改称为北京。1945年8月21日，国民革命军第十一战区孙连仲部收复北京，重新将北京更名为北平。1949年1月31日，中国人民解放军进入北平，实现了对北平的和平解放。

1949年9月27日，中国人民政治协商会议上，北平更名为北京。

1949年10月1日，中华人民共和国成立，北京成为新中国的首都。

太医院

西周时期，我国已有宫廷医官制度。《周礼·天官冢宰》言：医师掌医之政令，聚毒药以供医事。岁终，则稽其医事，以制其食。疾医中士八人，掌养万人之疾病。疡医下士八人，掌肿疡、溃疡、金疡、折疡之祝药，刮杀之剂。凡疗疡，以五毒攻之，以五气养之，以五药疗之，以五味节之。

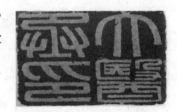

金代定都北京以后，建立太医院，太医院"提点，正五品；使，从五品；副使，从六品；判官，从八品。掌诸医药，总判院事"（《金史》）。同时设有御药院、尚药院，归属于"掌朝会、燕享"的宣徽院。

太医丞印 太医是专门为宫廷服务的医生。战国时期的秦国已有太医令之设置，作为宫廷医院的最高行政长官。汉代，太医丞是职位仅次于太医令的医官。图为故宫博物院收藏的一枚汉代"太医丞印"。

元代

元代医政管理机构为太医院，始建于元世祖忽必烈中统元年（1260年），"总天下医政"，是全国最高医药卫生管理机关，管理全国医学、医官、医户等。太医院下属机构包括：医学提举司、官医提举司、广惠司、惠民药局、御药院、御药局、御香局等。

医学提举司从至元九年（1272年）开始设置，秩从五品，至元十三年（1276年）停设，至元十四年（1277年）重新设置。主管考校各路医生的课义，试验太医教官，校勘名医撰述文字，辨验药材，训诫、教会太医的子弟，统领各处医学。

官医提举司从至元二十五年（1288 年）开始设置，秩从五品，主要负责医户差役、诉讼等。

广惠司设置于至元七年（1270 年），秩正三品，由阿拉伯医生负责加工御用回药。

惠民药局秩从五品，掌管收官钱，经营出息，市药修剂，以惠及贫苦百姓，主管制售成药，为贫民治病，带有慈善性质。

元朝政府重视医药，太医院官品为历朝最高。《元史》记载："太医院，秩正二品，掌医事，制奉御药物，领各属医职。中统元年，置宣差，提点太医院事，给银印。至元二十年，改为尚医监，秩正四品。二十二年，复为太医院，给银印，置提点四员，院使、副使、判官各二员。大德五年，升正二品，设官十六员。十一年，增院使二员。皇庆元年，增院使二员。二年，增院使一员。至治二年，定置院使一十二员，正二品；同知二员，正三品；金院二员，从三品；同金二员，正四品；院判二员，正五品；经历二员，从七品；都事二员，从七品；照磨兼承发架阁库一员，正八品；令史八人，译史二人，知印二人，通事二人，宣使七人。"

中统元年（1260 年）正式设立太医院时，秩正二品，给银印，当时只有三公、中书令、丞相等一品官员才能授以银印。经过屡次革迁，太医院行政级别有所浮动，到至元二十年（1283 年），太医院改称尚医监，官阶为正四品，给铜印，但仍比历朝医官品阶高。太医院令史的选任和待遇，政府明文规定，"省拟太医院令史，于各部令史并相应职官内选取"，"太医院系宣徽院所辖，令史人等，若系省部发去，考满同诸监令史，拟正八品，自用者降等任用"（《元史》）。

为了促进医学的交流和发展，政府规定每月初一、十五两天，医生需要在三皇庙前聚集探讨交流医术。平时行医，医生要记录病历，交给医学教师考评。

元代开始通过医科科举考试，选拔医官，制定教学科目包括：大方脉科、杂医科、小方脉科、风科、产科兼妇人、杂病科、眼科、口齿兼咽喉科、正骨兼金镞科、疮肿科、针灸科、祝由科、禁科十三科。

明代

明代太医院仍然是全国最高医药行政与管理机构，但其主要职责是为皇室成员健康服务。明代御医盛寅在《医经秘旨·国朝医学》中评论了设置太医院以及州县医学校的作用："今世之业医者，挟技以诊疗者则有之矣，求其从师以讲习者何鲜也？我太祖内设太医院，外设府州县医学，医而学为名，盖欲聚其人以学，学既成功试之，然后授以一方卫生之任，由是进而以为国医，其嘉惠天下生民也至矣。某尝考成周所以谓之医师，国朝所以立为医学之故，精择史判以上官，聚天下习医者，俾其教之养之，读轩岐之书、研张孙之技，试之通而后授之职，因其长而专其业，稽其事以制其禄，则天下之人，皆无夭阏之患，而跻仁寿之域矣，是亦王者仁政之一端也。"

明代在北京和南京均设太医院，两京太医院是明代医学史上的一大特色。北京太医院始建于明永乐年间，在东钦大监之南，西向。有门三，对门有照壁，朱色。上立匾额，用黑漆书"太医院"三字。太医院院使1人，属于正五品；院判2人，正六品；御医10人，正八品。北京太医院人数较南京太医院多。万历二十一年（1593年），皇帝认可了礼部奏请的太医院管理医生的职责，"一预授填注，二分科顶补，三内外通叙，四大考等第，五甄别医官，六收补习学"。

明太祖初年，开始设置医学提举司。洪武三年（1370年），政府设置惠民药局，主要负责救济部队和百姓中的贫病者。

隆庆五年（1571年）规定了太医院医官的选派：内府、书堂等处准照边关事例，一年一换。边关差1次，相当于书堂等处差2次，以2年论，9年期满可以获得升职。万历二年（1574年）规定太医院医生选派的先后次序是先及内殿考出二等医生，再及二等冠带医士年资较深者，最后及内殿考出三等医士。明代，北京部队中的医官、医士由太医院派遣。

《明史》记载明代太医院掌医疗之法，凡医术十三科，医官、医生、医士，专科肄业，包括大方脉科、小方脉科、妇人科、疮疡科、针灸科、眼科、口齿科、接骨科、伤寒科、咽喉科、金镞科、按摩科、祝由科。

　　除太医院以外，明代还设立典药局、安乐堂与月子房、浣衣局、净乐堂等。典药局负责皇太子的医疗保健服务，始建于洪武二年（1369年）八月，设有郎1人、丞2人、内使10人。安乐堂与月子房、浣衣局、净乐堂等，掌管内宫嫔妃、宫女及太监们的医疗保健。《明宫史》记载："凡在里内官、长随、内使、小火有病者，送此处医治。"

　　天顺元年（1457年），明英宗颁旨户部，诏命顺天府在大兴县、宛平县各设养济院一所，收留贫穷无依、行乞之人。暂时在顺便寺观内，煮饭供给饥民每日两餐，由府县设法筹办器皿、柴火、蔬菜等。有病者请医生诊治，死亡者赠予棺椁掩埋。

　　万历十五年（1587年），北京城内灾疫横行，太医院精选医官，于城内发放药料，并诊视贫民无钱可医者。同时精选太医院医官，分拨诊视给药。

　　太医院的医生每年分四季进行考试，大考三年进行一次。太医院的医学生、医士和医丁都要参加大考。考试的时候两人主持考试，包括堂上官一人，医官一人。如果考试合格，一等可以为医士，二等则为医生；不合格的人学习一年再进行补考。如果三次考试都不合格，就会被贬为平民。如果五年考试成绩优秀，可以得到升迁。

　　嘉靖二十八年（1549年）太医院规定：考试成绩一等者，如果以前是医生可以充任医士；如果医士没有冠带，可以授予冠带；如果是原来在内殿供事支俸且有冠带的人，酌情升俸一级；如果内殿缺人，太医院会根据不同的专科呈报礼部，送内殿供事。如果考试成绩是二等，原来是医生的可以充医士；如果医士没有冠带，可以授予冠带；如果是原来在内殿供事的人，不能再继续供职，只能行走太医院当差。如果考试成绩是三等，职位不变。如果考试成绩是四等，以前有冠带的，去掉冠带；原来支品级俸的人，降俸一年；原来支杂职俸的人，被降为冠带医生；如果是食粮七年的人，降充医生，只能支配日粮。考试定为四等的人可以学习半年以后再送礼部考试，考试合格者，还可支俸粮与冠带；如果还是不合格，就降为医生，专门在太医院碾药物。

　　如果考试的时候在京差遣或者临考不到，需在半年内进行补考。如果再次缺考，没有起复，就会被差回去。有病者，病愈以后销假一年以上，或者服满、差满、患满等假期已满，故意不参加考试的，一年以上不回太医院参加考试，可以通过礼部参奏降职。

明代太医院医生的待遇比较低。在太医院做医役，可以免除原籍民差。弘治二年（1489 年）规定，在御药房做事可以免除两丁，太医院做事可以免除一丁。太医院医士开始时没有月粮，到永乐年间才开始发放月粮，有家室的给予月支米五斗，没有家室的给予三斗。成化十年（1474 年），医士的月粮才开始增加，有家室的给予每月支米七斗，没有家室的给予五斗。医生如果有家室，给予每月支米四斗，没有家室的给予二斗。

清代

清代太医院始建于顺治元年（1644 年），原址在东交民巷内。太医院的职责是为皇帝及其皇族治病，同时担任医疗保健医生。清代任锡庚所撰《太医院志》记载，太医院的规模和布局为：

太医院署建于明之永乐年间，在阙东钦天监之南，西向。门三，对门有照壁，朱色。立额，黑漆"太医院"三字。随门左右环以群房，为门役住所。左为土地祠，北向。右为听差处，南向。听差处东北隅有井一元。二门三，左右旁门二。随门环以群房，北者为萧曹祠，南者为科房。直接二门有甬路，过宜门平台，台右置铁云牌。大堂五间，内恭悬圣祖仁皇帝御制赐院判黄运诗，其诗云："神圣岂能在，调方最近情，存诚慎药性，仁术尽平生。"地板为乾隆时所特赐，大堂之左有南厅三间，西向为御医办公之所，堂壁立有石碑，三通皆记，特恩者也。大堂之右有北厅三间，西向为吏目办公之所。堂壁悬有纸屏八幅，幅绘马八匹，共六十四匹，为吏目陶起麟所绘。道光年间无人经理，霉烂

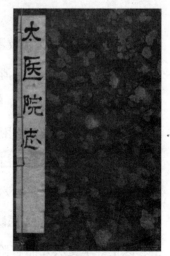

《太医院志》书影

无存矣。南廊房为医士厅、恩粮厅、效力厅，皆北向。北廊房为首领厅、教习厅，皆南向。北厅之北为藏书处，承接大堂之过厅，为二堂。后有三堂五间，纯庙御书堂额曰"诚慎堂"，为本院堂官办公之所。堂前种竹数百竿。南有厨房、茶房，北为庙公所。诚慎堂之南为板库。三堂后西向栅门内即先医庙址。北有垂花门三，曰咸济门，为先医庙正门。门之极南有焚帛炉，北向。东有打牲亭，亭后东北有井……焚帛炉之后有药王庙，北向，殿宇三间，亦北向……再东则为生药库，库中有库神堂、土地殿。

除固定场所以外，太医院办公的场所还包括：光绪十五年后圣驾时驻三海，太医院于西苑门南乞地一隅，官为建房一所，仅五六间，曰外值房。京西圆明园为皇上离宫，驻跸时则医官随侍入值。园之东南地名"一亩园"，有太医院御赐公所一区，计东西两所，西所为三皇殿，东所为大堂，计房八十余间。大堂内有院使李德宣题匾，曰"春台尺五"。

清代太医院分科包括：大方脉科、小方脉科、伤寒科、妇人科、疮疡科、针灸科、眼科、口齿科、正骨科、咽喉科、痘疹科十一科。嘉庆二年（1797年），咽喉与口齿、痘疹与小方脉分别合为一科，谓之"太医九科"。道光二年（1822年），道光帝认为"针灸一法，由来已久，然以针刺火灸，究非奉君之所宜，太医院针灸一科，着永远停止"（《太医院志》），于是废除了针灸科。同治五年（1866年），因为太医院教习厅经费有限，于是重新整顿太医院。伤寒、妇人两科被归入大方脉科。到后来清代太医院分科仅剩下五科，包括大方脉科（含伤寒与妇人）、小方脉科、外科、眼科和口齿科。从道光年间至同治年间，有接近30年的时间，太医院经费都很困难，所以太医院缺乏人才。

清代太医院为五品衙门，堂官叫作院使，类似于太医院的院长，官阶为五品。副职叫作左院判，官阶为六品。太医院所有官员都为御医，官阶为八品。雍正七年（1729年）规定：太医院御医都是正七品官阶，可以使用六品冠带。吏目、医士、医生等享受从九品官阶待遇。光绪皇帝时期，太医院有御医13人、医士20人、医生30人、吏目26人。

宣统元年（1909年），太医院院判张仲元等人上奏请求变通太医院官制，认为太医院"院使、院判秩不过五六品，与民政部医官、军医司长品级相等，而职任轻重悬殊。至升迁一途，由六年会考，入院肄业，考补恩粮升至御医，必历二十余年之久。若民政、陆军各医官但能明通医学，即可补用，较太医院按次递升难易可知。现当厘定官制之际，不于此时预为之计，恐日后重要差务无人供奉……所有太医院院使一缺，较秩论资，应固一体。唯应升作三品或升作四品之处……至院判以下各官应按长官品级之崇卑，以定属僚递升之次序"。

随后，张仲元等人的奏折获得了恩准。"宣统元年十二月钦奉谕旨，太医院院使着定为四品。又奉谕旨，院判改为五品，御医改为六品，改八品吏目为七品，九品吏目为八品，以医士为九品实缺官。经吏部议定，院使、院判、御医为正四、正五、正六品，吏目、医士为从七、从八、从九品……太医院变通官制业经钦定，太医院院使升为四品，现闻政务处会议，以太医院院使原系五品，今既升为四品，则院判以下各官自应依次推升，拟将左右院判升为五品，御医升为六品，八品吏目为七品，九品吏目为八品。其无品级之医士升为九品，日内准即入奏。"

进入太医院需要实行考核。《太医院志》记载了同治五年（1866年）礼部会同太医院所奏定的考章：

考试出题，务须明白显亮，不得割裂经文，批语亦宜从简质。

试卷务照定式置办，不得长短不齐。卷面上印"太医院"字样，中填某班即医士医生各名目，下粘浮签。接缝处用教习厅印，卷面用堂印。考前由收掌官分"正、大、光、明"四字填簿，照号填卷。折叠密封再用教习厅印。浮签楷书姓名，旁填坐号，仍钤教习厅印，半在卷，半在签。用印毕将号簿固封。首领厅于需用卷外，不得多备一卷。

考试日各员生黎明齐集，听候点名，照号入座，临点不到者扣除。

入座后由稽察官逐号详查，其有签座不符者立即扶出。

题纸亦按"正、大、光、明"分号，粘悬明白，大书，使诸生一览无遗。概不准离座抄题。

出题后限时，由稽察官挨号盖戳，其尚未得句者，印盖卷面不录。

统限日落交卷，不准继烛。

交卷自行揭去浮签。

题目字句不得错落，誊真不得行草，涂抹不得至百字。不得越幅、曳白、油墨污。

教习阅卷，只用句圈句点，不许浓圈密点。收掌均分，呈堂批定。

太医院学生平时学习的内容包括中医经典和后世医家的著作，如：《黄帝内经》《伤寒论》《金匮要略》《类经注释》《本草纲目》《脉诀》等，乾隆十四年（1749年），吴谦等编著的《医宗金鉴》也作为教材使用，一直用到了清末。参加学习的人先后要经过六年的学习，考试合格才可以被录用为医士或医生。考试时一般在《黄帝内经》《难经》《神农本草经》《脉经》《医宗金鉴》以及各科重要方书中出题作论。

清朝初年，在御医、吏目中选举两个学识渊博的人，在东药房教习御药房的太监读医书，这是内教习，由光禄寺提供膳食。太医院每个月会发给津贴，年终考试结束以后，根据学生的考试成绩，再给师生奖赏。太医院中的外教习，也是从御医、吏目中选择两个学识渊博的人担任，主要给太医院中的肄业生（在读的医学生）讲课。

太医院衙门一向清苦，清朝晚期政府考虑到御医的责任非常重大，应该设法补助，以嘉奖御医勤勉从公，开始给太医院医生补助津贴，1909年这项补贴有了具体标准，政府每年给御医等津贴60金。

按照历朝惯例，太医院皆使用中药。但是随着外国传教士到中国传播基督教福音，清朝政府开始接触西医。康熙年间宫廷引进了部分西医、西药。康熙三十三年（1694年），康熙皇帝身患疟疾，高热不退。法国传教士洪若翰赠送抗疟药物金鸡纳霜，康熙皇帝服用以后，很快痊愈。康熙皇帝高兴地称金鸡纳霜为"金药"。光绪二十四年（1898年），法国人多德福为光绪皇帝开过西药。清朝晚期，御药房中设有西药一栏。

清末太医院开始进行改革，并留用西医留学生。当时的太医院医生的从业水平已经不可与往昔同日而语了，这由当时的太医院考试可窥一斑。太医院考试的时候，出题只在《医宗金鉴》首卷中检取。请脉的时候，太医院医官怕得罪人，都推选资格稍长的太医为首请脉，用药的温凉攻补，医生们则按照这位年长者手持某粒钮珠为暗号进行选择。

1906年，太医院奏请设法改良中国医学，重新厘定官制，拟调新近学部考取留学生的医科进士陈仲虎、举人李应泌在太医院行走，作为整顿太医院的前奏。1908年，太医院再次奏请，拟切实整顿院务，并与学部协商，酌量调用留学毕业专门医科各生到院当差，或任医学馆教员。同时，太医院还要求全国各地保举内科医生进太医院，提出外科各症可以东西医术为范模，而内科病症则以中医为相当，要求各省查明熟悉内科的医生，到太医院行走，进而整顿太医院。1908年，因为太医院内廷值班医士请诊平安脉时，答非所问，导致光绪皇帝发怒，被逐出宫门。这件事情促进了清朝太医院选派学生留学的决心，认为中国医理相沿古法并非专门科学，拟派太医院肄业生十余名，分赴东西洋医院学习。

在太医院院判张仲元的主持下，清朝政府开始了选派留学生留学事宜的各项准备工作。从1909年开始，太医院进行了多次讨论，将太医院的御医、医士等进行考核，选择优秀者数名，决定派往日本留学，学习医术，以求进步。太医院决定，等这些选派的留学生毕业以后，将太医院医务加以改革，分设中西医两科。为了慎重起见，太医院还准备在1909年10月派人到日本调查医学改革的事宜，以备参考。

后汉医生郭玉为"贵人"治病时或不愈，皇帝诏问郭玉，郭玉对曰："医之为言意也。腠理至微，随气用巧，针石之间，毫芒即乖。神存于心手之际，可得解而不可得言也。夫贵者处尊高以临臣，臣怀怖慑以承之。其为疗也，有四难焉：自用意而不任臣，一难也；将身不谨，二难也；骨节不强，不能使药，三难也；好逸恶劳，四难也。针有分寸，时有破漏，重以恐惧之心，加以裁慎之志，臣意且犹不尽，何有于病哉！此其所为不愈也。"（《后汉书·方术列传》）太医们治病的对象是皇室成员，治病时自然更是小心谨慎，加之帝王们也略懂医道，所以有时会发表自己的见解，对太医的诊断和治疗产生影响。史书记载，光绪皇帝有一次在御医为他治病的时候，就发表了自己的意见，指出如果常用热剂一味峻补，会导致旧病复发，应该酌情加入生地黄、玄参、麦冬、菊花、桑叶、竹茹等清凉养阴之品，每日加上二三味，以防止浮热时常上溢。可见光绪皇帝对医道还是有所研究的。

御医治病，需要记录档案，类似于今之病历，进行保存。为了保证皇族尤其是皇帝成员用药的安全，太医开药以后，药方要进行存档保存。御医专门为帝王建立"万岁爷用药底簿"以资查考。溥仪在《我的前半生》中写道："按照常例，皇帝得病，每天太医开的药方都要分抄给内务府大臣们每人一份，如果是重病，还要抄给军机大臣一份。"

明清太医院医案是后世学习中医的可用资料，同时也为后代留下了一些简单易用的方剂和一些有效的美容方等。兹举几例：

1. 治牙痛：鲜姜、海盐、花椒、黑豆各 10 克，葱根 3 个。水煎，温漱立止。

2. 治盗汗方：五倍子焙，研细，以漱口水调敷脐上。

3. 治半身不遂、手足麻木、口眼喎斜诸症方：大黑豆煮熟，当归、五加皮、陈皮各 15 克。将烧酒 2.5 千克，浸药 5 日，早晚服三四盅。

4. 治闭经方：姜黄、大黄各 150 克，共为细末，用猪胆为丸，丸药如梧桐子大。每次服用 3 克，空心，温开水送下。

5. 治痔疮方：地龙用阴阳瓦焙黄干，研末，每用 9 克，黄酒下。

御医们不仅负责日常诊病，还负责为皇室女眷配制美容养颜药。女官德龄在《御香缥缈录》中记载，光绪六年（1880 年）时，御医李德立、庄守和等依据金代宫廷女子洗面用的"八白散"配方为慈禧太后特制了一种叫作"玉容散"的美容品，其主要成分包括白芷、白牵牛、白蔹、白丁香、白细辛、白僵蚕、白附子、防风、白莲蕊、鸽条白、鹰条白、甘松、山奈、檀香等，磨成细粉，用水调浓，用来搽面颊。

御药房

元代

元至元六年（1269 年）设置御药院。《元史》记载："御药院，秩从五品。掌授各路乡贡，诸蕃进献珍贵药品，修造汤煎。至元六年始置。达鲁花赤一员，从五品；大使二员，从五品；副使三员，正七品；直长一员，都监二员。"至元十年（1273 年）设置御药局，秩从五品，主管大都、上都的行箧药饵。大德九年（1305 年）分立行御药局，掌行箧药物。《元史》记载："本局但掌上都药仓之事。定置达鲁花赤一员，从五品；局使二员，从五品；副使二员，正七品。"御香局从至大元年（1308 年）开始设置，掌管御用诸香。

明代

明朝初年的时候设尚药局，奉御正六品，负责管理宫中御用药物。明洪武六年（1373 年）改称"御药局"，也叫"御药房"。明嘉靖十五年（1536 年），改御药房为圣济殿，又设御药库，诏御医轮直供事。御药房的职责主要包括收贮、管理御用药材、药品，皇室成员生病时的开方用药、配制药饵、煎煮等事宜。

明代刘若愚《酌中志》记载："职掌上用药饵，与太医院相表里……祖宗以来，无敢有闲人入药房者，防至密也……凡圣体违和，传放御医。至日，四人或六人吉服入宫，不论冬夏，必于殿门之内设炭火一盆，中焚苍术杂香，人人从盆上入。叩头毕，第一员膝行跪诊左手，第二员跪诊右手，仍互更再诊。毕，各将圣恙大略，面奏数言，出至圣济殿，计药开方，具本。御药房用金罐煎进之，罐口以'御药谨封'缄之。"

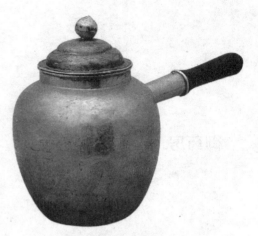

明代御药房金罐　藏定陵博物馆。

御药房医官要进行考核，不合格者会被辞退。例如，明弘治元年（1488年）八月癸巳，"礼部奉旨会考太医院医士，请留吴绶等二十人御药房供事，李宗周等十五人退回本院应役。上命于退回数内再留朱佐等五人"。

明代宫廷中还有专门炼制丹药的地方，《明宫史》记载，养心殿的西南，是祥宁宫。祥宁宫前向北，是无梁殿，为世庙烹炼丹药处。

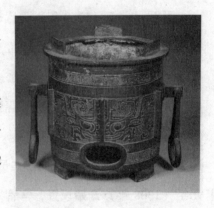

明代朝廷有专门负责东宫皇太子的医疗保健服务的机构，叫作"典药局"。这个机构始建于明洪武二年（1369年）八月，设有郎1人、丞2人、内使10人。

宫里内官、长随、内使生病了，则由专门机构安乐堂负责。

明代铜炼丹炉　藏上海中医药大学医史博物馆。

清代

清朝的御药房负责宫廷祭飨三皇和供应皇宫所需药物的采办、储存、炮制及各类成药的加工炮制。清顺治十年（1653年）建立御药房，总属总管首领内监。康熙三十年（1691年）撤销总管首领内监，由内管领1人、副内管2人兼管御药房。御药房包括东、西御药房，由太医院的医官轮流值班。西御药房主要由院使、院判、御医、吏目等值班，称作"宫直"；东御药房主要是由御医、医士、吏目值班，称作"六直"。

除御药房以外，紫禁城内还有御药库。民国章乃炜《清宫述闻》记载："循文华殿而东北，跨石梁三，前有三座门，门内为会典馆。正北有殿宇三所，覆以绿瓦，其中曰撷芳殿，其前曰直房，东有太医院，为御药库。"

御药房的药材来源包括各地进贡的道地药材。清宫太医院档案记载，如果御药房药材中有京城不容易购办的，可以奏明管理事务大臣，调查该药材产于何省，即行文让该省购办，运到京城备用。

御药房也负责煎药。为了保证药物的安全性，煎药的时候需要太医院御医和太监在御药房一同煎药。药物煎好以后，分作两份，一份由主治御医先品尝，后院判及内监也需要分别尝试，确认药物安全以后，另外一份才能给皇帝服用。煎药的时候必须依据原方，如果没有开明药名、剂量等或者有错误，都会以"大不敬"的罪名进行治罪。

从乾隆五年（1740 年）开始，各宫都设置药房，皇帝的药也不在御药房煎。溥仪在《我的前半生》中说："我每次生病，都由永和宫的药房煎药。永和宫是端康太妃（瑾妃）住的地方，她的药房比其他太妃宫里的药房设备都好，是继承了隆裕太后的。"

宫廷养生药与酒

帝王和王室成员日常养生重视服用养生药和养生酒。例如：明代宫廷中有御酒房，主要负责制造竹叶青等各种宫廷用酒，以及备办各种下酒菜，比如糟瓜茄、干豆豉等。明代皇室成员会随着四时季节的变化服用不同的药酒。《酌中志》中记载，明代宫廷正月初一饮椒柏酒，茶则饮六安松萝、天池、绍兴芥茶、径山茶、虎丘茶。凡遇雪，则暖室赏梅，吃炙羊肉、羊肉包、浑酒、牛乳。二月各家煮过夏之酒。四月二十八日吃白酒。五月端阳节饮朱砂、雄黄、菖蒲酒。八月始造新酒。九月九日重阳节，吃迎霜麻辣兔，饮菊花酒。十一月，天已寒，每日清晨吃辣汤，吃生炒肉、浑酒，以御寒。

清代宫廷中常用酒主要有：玉泉酒、葡萄酒、屠苏酒、乳酒、苦露酒、龟龄酒等。乾隆皇帝根据季节不同饮不同的养生酒，春节时喝龟龄酒，端午节喝雄黄酒，中秋节饮桂花酒，重阳节饮菊花酒，冬季常饮松龄太平春酒。《千金方》记载，冬服药酒两三剂，立春则止，终身常乐，百病不生。

乾隆皇帝生前常用的长寿医方有：龟龄集方、龟龄酒、松龄太平春酒方、椿龄益寿药酒方、健脾滋肾壮元方、秘授固本仙方，均多补益之品。其选用的药品，主要由补肾（补肾阳及补肾阴）、补气及健脾和中为主的中草药制成。[①] 以下列举两个具有代表性的有补益作用的药方和药酒。

益气养元丸

夫元气者一身之根本，元气不足，则百病丛生。大凡精神疲倦，脾胃不和，畏寒怯暑，睡卧不安，偶出暖室，为风寒所激，遂致咳嗽。久嗽伤气，气亏上喘，每一喘嗽，便抽掣胸际腰际，两胁丹田上顿下坠，鞠躬半日，痛不能伸，以及阳虚自汗，阴虚盗汗，气虚下陷，数思大便，痔疮现形，诸如此类，变症多端，皆因元气亏损所致。初发之时，脉大而虚，身热而烦，与外感相似，须辨明不可误认。如得前症，亟以此药治之。专能滋补气血，益养元神。其性甘温和中，为补益门斟酌合宜之剂。每日早晚各服3克，空心用白开水送下，服之有效，挨日递加一粒，加至十粒为止。唯少年阴亏，虚火上炎，失血热嗽，肺经实热者，切不可服。其余虚弱不足各症，并宜服之，大有神效。

党参60克，白术60克，白芍60克，麦冬60克，熟地黄60克，当归60克，黄芪30克，远志30克，陈皮30克，肉桂15克，紫河车1具。共研细末，炼蜜和丸。

如意长生酒

凡人虚损、劳伤、疼痛各症，总由气亏血滞。而运行气血，止痛舒筋，唯药酒合法，最为灵效。此酒大能充肌肤，坚发齿，发须眉，通筋骨，益血脉，壮精神，活筋络，补元气。专治男妇老人筋骨疼痛，手足麻木，跌打损伤，内伤年久，或交节作痛，

---

① 陈可冀.清官医案研究 [M]．北京：中医古籍出版社，2003：2050-2056.

或阴天作痛，或风痛、寒痛、湿痛、心痛、胃痛、腰痛、腿痛，阳虚头痛，肚腹冷痛，受寒转筋，寒湿脚气，鹤膝风，漏肩风，真火不足，饮食不化，肚腹不调，十膈五噎，气滞积块，泻痢痞满，气血两亏，五劳七伤，左瘫右痪，半身不遂，三十六种风，七十二般气。女子血虚崩中，内伤不足，赤白带下，腰腿酸痛，小儿背强痛肿，一切病症，服之立见奇效。久服气血充足，筋骨强健，乌须黑发，健体轻身，得心如意，益寿延年，功效难以尽述，较他药见效尤速，神效异常。唯孕妇忌服，伤寒痘疹亦忌服。此药不宜放暖处。

用陈存绢性加减史国公酒 20 千克，陈存绢性加减五加皮酒 20 千克，鲜木瓜丝泡酒 5 千克，木瓜酒 50 千克。以上药味，共合一处蒸滤，入缸内数年，绢妥用之。①

---

① 河北省中医研究院 . 清太医院配方 [M] . 石家庄：河北科学技术出版社，1997：257-259.

老字号药铺

鹤年堂

"要吃汤剂饮片，请到鹤年堂"，这是老北京人对鹤年堂的肯定。鹤年堂以历史悠久和治病养生疗效显著而成为北京赫赫有名的老字号药铺。其创办的历史可以追溯到明永乐年间。永乐三年（1405年），著名医家、回族诗人丁鹤年在北京菜市口创办鹤年堂医馆和中药铺，开创了以养生立店的先河。丁鹤年一生不屑于功名利禄，游历行医的过程中注意对民间验方、养生方的收集。曾作诗一首明心志："清泉白石两悠然，仙隐何妨日似年。颇厌文章妨大道，却从奇偶玩先天。云间犬砥烧丹鼎，雨里龙耕种玉田。终岁不闻城府事，闭门闲著养生篇。"（《奉寄九灵先生四首》）

丁鹤年创办鹤年堂悬壶济世，"鹤年堂"匾额，是由当时的权相严嵩亲笔手书；匾额两侧悬挂的"调元气""养太和"为抗倭英雄戚继光亲笔手书，阐明了鹤年堂养生理念的精髓。戚继光抗倭得胜还朝时，又为鹤年堂写下了"撷披赤箭青芝品""制式灵枢玉版篇"，称赞鹤年堂药材精良、药方经典。明朝名臣杨椒山题写楹联"欲求养性延年物，须向兼收并蓄家"，称赞鹤年堂致力于养生的显著效果和容纳百家的胸怀。

明嘉靖年间，鹤年堂相继开设了5家分号，故有"五鹤朝天"之称。经过历代鹤年堂人的努力，鹤年堂丰富和完善了自己的医疗和养生理论，形成了集药膳、食养、动调、诊病于一体的医疗与养生体系。

熟悉中国文化的人都知道，鹤年堂与甲骨文的发现还有一段渊源。清光绪二十五年（1899 年），著名金石古文字学家王懿荣生病，大夫在处方中开了一味叫作"龙骨"的中药，他在鹤年堂购买"龙骨"，惊讶地发现"龙骨"就是闻名于世的甲骨文。

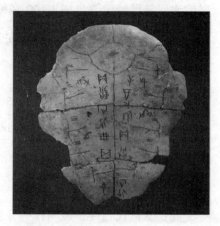

甲骨文

小知识

甲骨文又名"契文""甲骨卜辞"，是商代后期（前 13～前 11 世纪）商王室用于占卜记事而刻在龟甲或兽骨上的文字，其内容主要记载商代政治和经济状况。甲骨文是比较成熟的文字系统，人们称它为"最早的汉字"。

新中国成立以后，鹤年堂仍然设在北京菜市口。2005 年 12 月，鹤年堂被授予"京城养生老字号，历史悠久第一家"的荣誉称号。

永安堂

永安堂创办于明永乐年间（1403—1424 年），原址建在北京城东四牌楼东南角。北京有"内永安、外同仁"之说。"外同仁"指的是前门外的同仁堂，"内永安"指的就是永安堂。永安堂的历史要比同仁堂早 200 多年。永安堂秉承"实与名副，财以道生""货真价实，童叟无欺"的经营理念。永安堂长于制药，自设药圃种植各种药材，制药精选道地药材，研究药性，精研病理，遵古法炮制，剂型包括丸、散、膏、丹等，除平常药材以外，也有由上等鹿茸、人参等制成的精良饮片。

永安堂曾经几易店主，但一直坚持艰苦创业，在 20 世纪 30 年代达到鼎盛。当时的永安堂已经能够自制 1 100 多种中成药，品牌药包括紫雪散、神授化痞膏、羚翘解毒丸等。新中国成立后，永安堂成为专门经营药品的中药店。

同仁堂

同仁堂创办于清康熙八年（1669 年），创始人乐显扬，乐氏笃信"可以养生，可以济世者，唯医药为最"。《易经》中有"和同于人，宽广无私"之言，乐氏遂以"同仁"为号。

同仁堂世代相传，也叫作"乐家老铺"。康熙二十三年（1684 年），康熙诏书封乐显扬为太医院吏目，汉文诏书曰：

> 奉天承运，皇帝制曰：臣调百药以卫生，官备庶司而共职，尔太医院吏目乐显扬，业擅专家，术精恒德，既折肱而奏效，宜拜手以承恩。兹以覃恩授尔登仕佐郎，锡之勅命。於戏！尚抒亹勉之劳，无替休嘉之命。

康熙二十三年九月二十四日

这一诏书至今还保存在同仁堂博物馆。

乐显扬之子乐凤鸣继承家业，编撰《乐氏世代祖传丸散膏丹下料配方》，作为同仁堂选方配药的规范。雍正年间，同仁堂开始为清宫供奉御药。1723 年，雍正皇帝钦定"同仁堂供奉御药房需要药料和代制内廷所需各种中成药"。历经清朝八代皇帝，在长达 180 多年的时间里，同仁堂独办官药。

同仁堂以"仁"立店，制药过程中遵循"炮制虽繁必不敢省人工，品味虽贵必不敢减物力"的古训，以"修合无人见，存心有天知"进行自律，在管理有方和自律意识很强的情况下，同仁堂确保了在历史的长河中长盛不衰。其制药特色可以用处方独特、选料上乘、工艺精湛、疗效显著来概括。同仁堂的品牌药包括：安宫牛黄丸、紫雪丹、牛黄清心丸、局方至宝丸、大活络丹、苏合香丸、女金丸、参茸卫生丸、再造丸等。同仁堂不单经营药业，还经常参加社会公益活动。在清代朝廷会考的时候，同仁堂就会免费送"平安药"。另外，同仁堂冬天办粥厂周济穷人，夏天为民众免费赠送暑药。

新中国成立后，同仁堂成为北京医药行业的老字号品牌企业，在全国开办了很多分店。积极参与社会公益，奉献爱心，始终是同仁堂企业所奉持的社会责任感。

附：同仁堂之再造丸方

再造丸是北京同仁堂十大王牌药之一，主要用于治疗风痰类病证所导致的中风瘫痪，半身不遂。人称"医风痰、治瘫痪，起死回生之力，故立名功同再造"。其药物组成为：蕲蛇肉（酒制），母丁香，玄参（去芦），熟地黄，青皮（醋炒），何首乌（酒炙），黄芪，竹节香附，大黄，骨碎补，红曲，细辛，香附（醋炒），三七，豆蔻仁，川芎，甘草，黄连，葛根，麻黄，檀香，天竺黄，地龙肉，乳香（醋炒），防风，片姜黄，茯苓，桑寄生，藿香，赤芍，全蝎，川附子，草薢，沉香，天麻，草豆蔻，没药（醋炒），当归，建神曲，虎骨（油炙），穿山甲（醋炙），白术（炒），肉桂（去粗皮），白芷，羌活，人参（去芦），毛橘红，僵蚕（炒），龟板（醋炙），于术，血竭，威灵仙，乌药，油松节。

长春堂

长春堂开业于清乾隆末年，创始人为山东游医孙振兰，原址坐落在前门外鲜鱼口内，长巷头条北口路西，刚开始只有两间门面房。清末民初的时候，孙振兰的后代孙崇善经营长春堂。当时，日本的祛暑药"仁丹"占据了北京市场，"仁丹"的大字广告随处可见。为了振兴国药，抵制日货，孙崇善在药师蔡希良的帮助下，研制出神效无极丹、太上避瘟散和老虎牌清凉油。避瘟散有紫、绿、黄、白四种不同颜色，针对不同病症的患者使用。太上避瘟散等药闻名国内外，远销泰国、缅甸、印度尼西亚等国。当时，北京流传一句顺口溜："暑热天，您别慌，快买暑药长春堂，抹进鼻孔通肺腑，消暑祛火保安康。"抗日战争时期，北京沦陷，长春堂受到日本人的打压，1942年又失火一次，之后几年生计维艰。

新中国成立后，政府开始重新发展长春堂，长春堂获得了新生。2008年8月1日，长春堂迁址至前门大街141号营业。

万全堂

万全堂药铺开设在明代中叶。清乾隆十一年（1746 年）以前，万全堂属于乐家独资经营。后来走合资经营的路线，到同治十二年（1873 年），有九户人家合资经营。1921 年、1931 年，分别在山西临汾与新绛开了分店。

万全堂所有员工都是山西人，经营的药物剂型包括丸、散、膏、丹和汤剂、饮片等，重视道地药材。山西药龟龄集、牛黄清心丸等也带到北京销售，在老百姓中有较高声誉。"遵古炮炙、选药精良"是万全堂的宗旨，也是这个老字号药店能够红红火火经营几百年的诀窍。

千芝堂

千芝堂创办于明万历年间。药铺开设的缘由，在千芝堂的一本药书中有记载："闻昔羊（唐代浙江括苍人）入洞府，得一青云芝，云可以长生。余既未有所得，窃顾世有千芝，天下共登仁寿，而余心始慰耳。"期望天下人能够得云芝而长寿，是千芝堂创业者的初衷。

清光绪七年（1881 年），曾经供职于太医院的吴霭亭将千芝堂买下，药店的药一部分供给御药房，一部分销往北京城内的各大药店，甚至卖到了华北、东北等地。千芝堂还开设了专门的蒙藏药品专柜，聘用能说蒙语、藏语的工作人员接待顾客。吴霭亭当时请了一名精明能干的掌柜，名叫王子丰。1900 年庚子事变的时候，王掌柜以低价买进有钱人手中的贵重药材，时局稍微稳定以后又以高价卖出，千芝堂赚了很多钱。后来吴霭亭与王子丰有了矛盾，王子丰出走独自开设了药店。

千芝堂经营的药品主要有活络丹、舒络丹、虎骨酒、虎骨膏等。千芝堂的药成本低、价格低、疗效好，饮片齐全，很受百姓欢迎。随后吴振声相继开设分号20 余家，使千芝堂逐步发展成为联营店堂。

庆仁堂

庆仁堂的创办人是王子丰，他曾经做过千芝堂的掌柜，后来离开千芝堂，自立门户。1912 年春，王子丰在崇外花市开设了庆仁堂参茸庄，由几家富户集资，王子丰做掌柜。庆仁堂参茸庄主要经营人参、鹿茸、麝香、牛黄、阿胶等贵重药材。

1918 年，王子丰在北京珠市口开设了南庆仁堂药店，以后又陆续开设了虎坊桥西庆仁堂、东四北庆仁堂、白塔寺大和堂、前门大街庆颐堂等分店，并且在祁州、安国等地建有分店。庆仁堂经营的第一灵丹、疏风定通丸等非常有名。庆仁堂能够在短时间内发展得生意兴隆，主要因为王子丰有丰富的管理经验。药店效法了千芝堂的管理模式，对药物进货、炮制等进行严格管理。同时王子丰对学徒要求非常严格，学徒平时要练习书法，精通算盘，并且还需要背诵药学典籍。

乐仁堂

乐仁堂原名乐寿堂，创建于 1923 年。开办人是同仁堂第十代传人乐印川的曾孙乐佑申，初期开业选在北京西单北大街 285 号，店名取自颐和园中乐寿堂之名，表示吉庆与气势。该药店实际上是同仁堂在北京的一家分店，主要经营丸、散、膏、丹、汤剂、饮片等。

该药店的经营沿袭了同仁堂的模式，恪遵古训"炮制虽繁必不敢省人工，品味虽贵必不敢减物力"，以"真材实料，加工精良、配方独特、童叟无欺"作为自己的经营之道。

乐仁堂的掌柜乐佑申曾经留学法国，人很精明，在管理药店方面也有自己的独特见解。比如：在用人方面，乐佑申重用有亲戚关系的人，员工自己管理和约束自己，如果一人有疏忽，其他亲戚就会受到牵连，严重的会被辞退。北京的老药铺之间相互有关联，在这里被辞退了，就很难在其他地方再找到同样的工作。乐佑申给员工的待遇较其他药店都要好，在员工的工资结算方面采用了提成的方法。对员工的要求也比较高，要求员工要懂得药性知识，有的老员工中药知识非常丰富。

乐佑申为了保证门市的药材供应，还租种土地，雇用师傅种植各类生药材，包括薄荷、佩兰、天冬、麦冬、石斛、荷等。

　　乐仁堂经营的中药品种齐全，质量上乘，很多都是道地药材。乐仁堂经营的中成药品种有百种左右，茵陈酒、催生兔脑丸、阳合解凝膏是其独家生产经营的特效药。

永仁堂

　　永仁堂创建于 1932 年，开办人是同仁堂的乐家后人乐咏西。乐咏西继承了同仁堂的炮制传统，严禁偷工减料，对药材进行严格精选，配料仔细，保证药效。

　　永仁堂开店的宗旨是治病救人。该药店经营一种"万应膏"，专门为贫穷的劳苦大众所用，疗效很好。永仁堂规定：不论什么顾客购买这种药，每人都只能购买一贴，所以叫作"一贴膏"。每年农历四月二十八日是"药王纪念日"，这一天万应膏可以"无限售卖一天"，并且八折。有统计资料记载，1937 年的农历四月二十八日，永仁堂一天就卖了万应膏 700 多万贴。

　　安宫牛黄丸、牛黄清心丸、乌鸡白凤丸等名贵中药是永仁堂经营的重要药品。永仁堂遵循"修行无人见，存心有天知"的医德和家训，使其得以经营繁盛。

医学组织

一体堂宅仁医会

在明代，中国出现了最早的自然科学团体，一个医学组织——一体堂宅仁医会。这个医学组织的创始与活动地就在今北京。

沿袭金元学术传统的明清医生逐渐达成了一种基于他们共有的职业利益、认同和价值的认识，这种共识并不曾促生大规模和自我规范的专业机构，医生们也没有因此为了增强他们的影响力而与政府合作。这些共识往往是靠个别医者的规诚和小型地方团体来相互连贯形成。如龚廷贤、李梴、张介宾等医家在著作中展现了类似的对于医学行业的价值认识和骄傲。龚廷贤《万病回春》中有"医家十要"，讨论他对医师的建言，诸如"存仁心""通儒道""精脉理""识病原""知气运""明经络""识药性""会炮制""莫嫉妒""勿重利"等。①李梴在《医学入门》中专门列出"习医规格"一节，对做好一名合格的医生的基本条件等进行了探讨。张介宾在《景岳全书》中有"医非小道记"，认为"医道难矣，医道大矣，是诚神圣之首传，民命之先务矣"。②

在此基础上，一些医家自发成立了相应的医学组织。

---

① 龚廷贤. 龚廷贤医学全书 [M]. 北京：中国中医药出版社，1999：461.
② 张介宾. 景岳全书 [M]. 北京：人民卫生出版社，1991：73-74.

明隆庆二年（1568 年），安徽新安祁门人徐春甫在直隶顺天府（今北京）发起成立了一体堂宅仁医会。徐春甫"尝师事于名医汪宦（曾任太医院吏目）"，后"于医书无所不窥"，对内、外、妇、儿诸科无不通晓，医术精湛，声震皖赣。确凿的史料和严谨的考证表明，一体堂宅仁医会是一个具有明确的会款和会约、详细的会员名单、完整的文字记载的学术团体。它开创了全国性学术团体之先河，充分展现了中医药在我国科学技术发展史上的重要地位和作用。它在全世界医药学术团体中也处于领先地位。

一体堂宅仁医会的成立，源于古代儒家在研究《诗》《书》《礼》《易》《春秋》等经学时常常组织"文会"，徐春甫仿效儒家"文会"的形式和方法而组织了"医会"。他认为组织医会有助于"心集众思"，且便于交流和促进。"宅"字是保存的意思；"仁"字则是爱人无私之意。徐春甫为了更好地实现"取善以辅仁"的意愿，故取名为"一体堂宅仁医会"。

徐春甫为记录这个医会的全面情况，撰写了《医学入门捷径六书·一体堂宅仁医会录》，当时的福建人高岩（字维石）为《一体堂宅仁医会录》作序，称"会录""首列姓名，尚齿也；次列会款，征术也；又次列会约，肃规也"。

一体堂宅仁医会以探讨中医药学术、交流医疗技能、提高医疗技术、注重医德修养、团结互助、患难相济为宗旨。具体说来，可以归纳为以下 4 个方面：探究《黄帝内经》及张仲景、李东垣、刘河间、王好古等医家学术之奥秘；切磋、提高医疗技能，追求精益求精；讲求医德修养，要求会员"深戒乎徇私谋利之弊"，而且要"克己行仁"；会员之间应真诚相待，存善去过，努力做到"善相劝，过相规，患难相济"。

一体堂宅仁医会成立时有会员 46 人，都是当时在京都游学、肄业或在太医院供职的全国名医。除有影响的徐春甫、汪宦（著有《医学质疑》《统属诊法》）外，还有新安名医巴应奎（撰有《痘疹玄机》等书）、浙江儿科名医支秉中（编有《伤寒明理补论》）及四川、福建等省的名医。

除"医会条款"外，《一体堂宅仁医会录》中还有分析当时中医药学界状况的"医有名实之异"，以及希望会员树立高尚的学术事业心和良好的道德名利观为内容的"传心要语""会约条款"等篇目。其中"会约条款"有"会中务以多集名医，博学审问；务以谦虚受益，虚心下问，着实商量，不可便自认是"的规定。

一体堂宅仁医会重视治学态度，提倡良好的医德医风，推崇精益求精的医疗技能，这在当时的社会历史条件下是十分难能可贵的，其中有些论述至今仍有历史借鉴意义和现实指导作用。通过对该医会的宗旨和组织形式等的考察，可以看出，一体堂宅仁医会是我国第一个全国性的学术研究团体，是全国性中医药学会的雏形。①

---

① 徐春甫. 古今医统大全. 安徽：安徽科学技术出版社. 1995：1183-1201.

历史人物

秦代

燕人卢生

卢生，燕国人，是秦始皇时期有名的方士。

秦始皇一统天下后，幻想能够长生不死，开始迷信"仙药"。《史记·秦始皇本纪》记载，秦始皇遣齐人徐巿发童男女数千人，入海求仙人，使燕人卢生求不死之药。秦始皇多次派遣卢生入海求仙药。秦始皇三十二年（前215年），秦始皇到达碣石，派遣卢生求羡门、高誓。卢生从海上回来以后，并没有找到长生不死之药，就以鬼神之事奏秦始皇，称发现图书，上著"亡秦者胡也"。卢生很得秦始皇的信任，因为卢生之言，秦始皇派大将蒙恬发兵三十万人北击胡人。

秦始皇三十五年（前212年），卢生游说秦始皇，说："臣等求芝奇药仙者常弗遇，类物有害之者。方中，人主时为微行以辟恶鬼，恶鬼辟，真人至。人主所居而人臣知之，则害于神。真人者，入水不濡，入火不爇，陵云气，与天地久长。今上治天下，未能恬淡。愿上所居宫毋令人知，然后不死之药殆可得也。"卢生多年求长生不死之药不果，就谎称秦始皇居住的地方不能为人知晓。秦始皇一向羡慕"真人"，自谓"真人"而不称"朕"。秦始皇听信了卢生的话，"乃令咸阳之旁二百里内宫观二百七十复道甬道相连，帷帐、钟鼓、美人充之，各案署不移徙。行所幸，有言其处者，罪死"。

后来秦始皇对多年求仙花费巨资有些生气，卢生感知到处境不妙，就和另一名方士侯生商量："始皇为人，天性刚戾自用，起诸侯，并天下，意得欲从，以为自古莫及己。专任狱吏，狱吏得亲幸。博士虽七十人，特备员弗用。丞相诸大臣皆受成事，倚辨于上。上乐以刑杀为威，天下畏罪持禄，莫敢尽忠。上不闻过而日骄，下慑伏谩欺以取容。秦法，不得兼方不验，辄死。然候星气者至三百人，皆良士，畏忌讳谀，不敢端言其过。天下之事无小大皆决于上，上至以衡石量书，日夜有呈，不中呈不得休息。贪于权势至如此，未可为求仙药。"于是就逃亡了。秦始皇大怒，说："吾前收天下书不中用者尽去之。悉召文学方术士甚众，欲以兴太平，方士欲练以求奇药。今闻韩众去不报，徐市等费以巨万计，终不得药，徒奸利相告日闻。卢生等吾尊赐之甚厚，今乃诽谤我，以重吾不德也。诸生在咸阳者，吾使人廉问，或为妖言以乱黔首。"于是秦始皇派遣御史悉案问诸生，诸生传相告引，乃自除犯禁者四百六十余人，皆阬之咸阳，并告知天下，以惩戒后人。卢生成了秦始皇发动的著名"坑儒"事件的导火索。

元代御医

许国祯

许国祯，元代著名医家，生卒年不详，绛州曲沃（今山西曲沃）人。其母韩氏，曾经侍奉过元世祖忽必烈的母亲庄圣太后，身份是一名宫廷食医。许国祯自幼聪慧，青年时代就博览经史，精于医术。曾经追随忽必烈一起出征，是元朝著名的宫廷医生，提点太医院事，赐给金符，后改授金虎符。曾官至礼部尚书，拜集贤大学士、光禄大夫。死后谥号忠宪，追赠金紫光禄大夫。许国祯之子许扆，深得忽必烈的赏识，赐名忽鲁火孙，从学于当时的名儒许衡，后官至礼部尚书、提点太医院等职，死后谥号僖简，追封赵国公。

许国祯是耿直之士。有一次，忽必烈的伯撒王妃患了眼疾，有医师误诊导致王妃失明，忽必烈大怒，想处死这位医师。许国祯从容进谏，说这位医师的罪固然当死，但是他之所以误诊，是因为他太恐惧了，如果杀了这位医师，以后谁还敢来做御医呢？忽必烈理解许国祯的用意，并称赞许国祯正直，可以作谏官。

还有一次，忽必烈饮用马乳过量，患了足疾，许国祯处方开药以后，忽必烈嫌药太苦，不愿意服用。许国祯趁此机会说出了"良药苦口利于病"的道理。不久忽必烈的足疾又发作，召许国祯诊治，说很后悔当初不听许国祯的话，导致旧疾复发。许国祯趁机说道："良药苦口既知之矣，忠言逆耳愿留意焉。"忽必烈听后非常开心，赐了许国祯七宝马鞍。

许国祯联合几位同道一起编纂了《御药院方》，该书以宋、金、元三代御药院所制的成方为基础，皆为宫廷秘方。许氏等人校勘、修改这些成方的错误，补遗漏，到元至元四年（1267 年）刻版成书。该书共 11 卷，包括治风药、伤寒、气病、痰饮、补虚损、积热、泻痢、杂病、咽喉口齿、眼目、洗面药、疮肿折伤、妇人诸疾、小儿诸疾等，收载成方 1 071 首，包括内、外、妇、儿、五官科及养生、美容等内容。该书是一本名副其实的宫廷秘方集，对研究当时的宫廷医学具有重要的参考价值。许国祯还著有《医学源流》，但该书已亡佚。

王宜之

王宜之，生卒年不详，久病成良医。元至元初年，在大都供职于太医院，官至医学提举。

刘哈剌八都鲁

刘哈剌八都鲁，河东（今山西一带）人，本姓刘，家为业医，为元代御医，《元史》有传。元至元八年（1271 年），元世祖忽必烈驻跸白海，经人引荐，刘哈剌八都鲁被召见。忽必烈见他的眼睛有火光，很惊异，所以就让他留侍在自己身边，赐名哈剌斡脱赤。至元十七年（1280 年），升为太医院管勾。

哈剌八都鲁是一名孝子。有一次，昔里吉叛，宗王别里铁穆奉命往征，哈剌八都鲁对忽必烈说自己愿意做一名战士。忽必烈说："你是一名医生，不可用盔甲。"于是只赐给他环刀、弓矢、裘马等物。即将出征的时候，哈剌八都鲁听说自己的母亲病了，赶忙请假回去探亲。他母亲知道他要远征的事情，就说："你去吧，我的病已经好了。"哈剌八都鲁忍着眼泪，随即辞别母亲，但是途中突然流出了很多鼻血，马行数里，鼻血都不能止住。

哈剌八都鲁擅长骑射，宗王很喜欢他。有一次，王妃有病，服用了哈剌八都鲁的药就痊愈了，宗王非常高兴，奏为其府长吏。战胜归来以后，忽必烈见哈剌八都鲁很瘦弱，就赏赐他御膳羊胾（按：胾音 zì，指切成大块的肉）。哈剌八都鲁拜受以后，把好的羊肉割下来藏在怀里。忽必烈问其原因，哈剌八都鲁回答说："我与母亲辞别，现在能够回朝，而母亲也能够康健，我想把您赐给我的东西送给我的母亲。"忽必烈非常赞赏哈剌八都鲁的行为，下令以后凡是赏赐哈剌八都鲁的时候，一定先要赏赐他的母亲。因为战功，哈剌八都鲁被授和林等处宣慰副使，得到了丰厚的赏赐。

任东卿

任东卿，生卒年不详，山西汾州府孝义人，为都元帅行军太医提领，也就是随军太医的领导。其父任志愈也是当时山西的名医，医术和医德皆名闻乡里。任东卿学医来自家传。元代蒲道源《闲居丛稿》记载："家传之妙，其道大行，贫者施以药，资以米。"元睿宗时期，任东卿跟随睿宗，史书记载，"凡汤药悉经其手，未尝一日离左右"。

忽思慧

忽思慧，生卒年不详，一译和斯辉，蒙古族人（一说回族人），元代宫廷饮膳御医，精通蒙汉医学，主管元代宫中饮食调理、养生疗病等，是历史上著名的营养学家，著《饮膳正要》。《饮膳正要》是我国第一部营养学专著，反映了元代宫廷饮食及元代大都的饮食特点，发展了中国传统的食补理论。该书非常详细地记载了很多药膳方和食疗方，并根据日常饮食需要，制定了一套饮食养生的法则。

《饮膳正要》成书于元天历三年（1330年），分三卷。卷一包括：养生避忌、妊娠食忌、乳母食忌、饮酒避忌、聚珍异馔。卷二包括：诸般汤煎、诸水、神仙服食、四时所宜、五味偏走、食疗诸病、服药食忌、食物利害、食物相反、食物中毒及禽兽变异等。卷三包括：米谷品、兽品、禽品、鱼品、果菜品和料物性味等。

编撰此书的目的，忽思慧在《饮膳正要》序言中说："臣思慧自延祐年间选充饮膳之职，于兹有年，久叨天禄，退思无以补报，敢不竭尽忠诚，以答洪恩之万一。是以日有余闲，与赵国公臣普兰奚，将累朝亲侍进用奇珍异馔，汤膏煎造，及诸家本草，名医方术，并日所必用谷肉果菜，取其性味补益者，集成一书，名曰《饮膳正要》，分为三卷。本草有未收者，今即采摭附写。伏望陛下恕其狂妄，察其愚忠，以燕闲之际，鉴先圣之保摄，顺当时之气候，弃虚取实，期以获安，则圣寿跻于无疆，而四海咸蒙其德泽矣。"

忽思慧在《饮膳正要》中阐释养生之道时，注重饮食对于养生的重要性。认为保养之法，莫若守中。四时节慎饮食，起居有时，使五味调和五脏，五脏和平，则血气资荣，精神健爽，心志安定，诸邪自不能入，寒暑不能袭，人乃怡安。若滋味偏嗜，新陈不择，制造失度，俱可致病。若贪爽口而忘避忌，则疾病潜生，不悟百年之身而忘于一时之味，甚为可惜。孙思邈说，为医者，当先晓病源，知其所犯，以食疗治之，食疗不愈，然后命药。药食同源，许多病用食疗就可以治愈。

忽思慧重视养生的中和之道，指出安乐之道在乎保养，保养之道莫若守中，守中则无过与不及之病。春秋冬夏，四时阴阳，生病起于过用。故养生者既无过耗之弊，又能保守真元，不畏外邪。所以说善服药不若善保养，不善保养不若善服药。善摄生者薄滋味，省思虑，节嗜欲，戒喜怒，惜元气，简言语，轻得失，破忧阻，除妄想，远好恶，收视听，勤内固，不劳神，不劳形，神形既安，则病患不生。故善养生者先饥而食，食勿令饱；先渴而饮，饮勿令过；食欲数而少，不欲顿而多。

《饮膳正要》记载的茶包括：枸杞茶、玉磨茶、金字茶、范殿帅茶、紫笋雀舌茶、女须儿、西番茶、川茶、藤茶、孩儿茶、温桑茶、清茶、炒茶、香茶等。除了炒茶、清茶、香茶以外，其他茶叶一般都是味甘苦，微寒，无毒，可以祛痰热、止渴、利小便、消食、下气、清神。

元代，从帝王贵族到平民百姓，都好饮酒。据史书记载，大都酒肆很多，每年因为酿酒所消耗的粮食数不胜数。饥荒时期元代统治者甚至下令禁止大都酿酒。

《饮膳正要》记载了元代大都人喜饮的养生酒：虎骨酒、枸杞酒、地黄酒、松节酒、茯苓酒、松根酒、羊羔酒、五加皮酒、腽肭脐酒、小黄米酒、葡萄酒、阿剌吉酒、速儿麻酒。虎骨酒主治骨节疼痛、风疰、冷痹痛；枸杞酒补虚弱、长肌肉、益精气、祛冷风、壮阳道；地黄酒疗虚弱、壮筋骨、通血脉，主治腹内痛；松节酒治疗冷风虚、骨弱、脚不能履地；茯苓酒主治虚劳，壮筋骨，延年益寿；松根酒治风，壮筋骨；羊羔酒有补益作用；五加皮酒主治骨弱不能行，久服能够壮筋骨，延年不老；腽肭脐酒补肾、壮腰膝，具有补益功效；小黄米酒性热，不能多饮，否则会导致昏沉、烦热多睡；葡萄酒能够益气调中，耐饥强志；阿剌吉酒味甘辣，大热，有大毒，主消冷坚积，祛寒气，用好酒蒸熬，取露成阿剌吉；速儿麻酒味微甘辣，主益气、止渴。

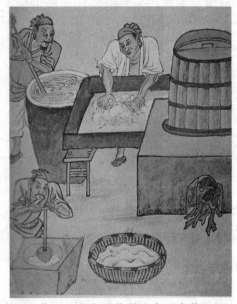

制酒工艺图　出自明代彩绘本《本草品汇精要》。

补酒可以养生，但不宜多饮。《饮膳正要》记载了饮用补酒的好处和多饮的弊端："酒，味苦甘辣，大热，有毒。主行药势，杀百邪，通血脉，厚肠胃，润肌肤，消忧愁。多饮损寿伤神，易人本性。"

《饮膳正要》记载的"食疗"粥有：羊骨粥、羊脊骨粥、猪肾粥、枸杞羊肾粥、山药粥、酸枣粥、生地黄粥、荜茇粥、良姜粥、吴茱萸粥、莲子粥、鸡头粥、桃仁粥、萝卜粥、马齿菜粥、小麦粥、荆芥粥、麻子粥等。

常吃的粥包括乞马粥、汤粥、粱米淡粥、河西米汤粥等。《饮膳正要》记载："乞马粥：补脾胃，益气力。羊肉（一脚子，卸成事件，熬成汤，滤净）、粱米（二升，淘洗净）。上件，用精肉切碎乞马，先将米下汤内，次下乞马、米、葱、盐，熬成粥，或下圆米，或折米，或渴米皆可。汤粥：补脾胃，益肾气。羊肉（一脚子，卸成事件）。上件，熬成汤，滤净，次下粱米三升，作粥熟，下米、葱、盐，或下圆米、渴米、折米皆可。粱米淡粥：补中益气。粱米（二升）。上先将水滚过，澄清，滤净，次将米淘洗三五遍，熬成粥，或下圆米、渴米、折米皆可。河西米汤粥：补中益气。羊肉（一脚子，卸成事件）、河西米（二升）。上熬成汤，滤净，下河西米，淘洗净，次下细乞马、米、葱、盐，同熬成粥，或不用乞马亦可。"

常中

常中，生卒年不详，山西太原人，祖上业医。他的父亲曾经做过安西王府医药提举。

常中天资聪明，家学源奥，擅长针药，效应神捷。且医德高尚，无论患者贵贱贫富，都同等看待，因而病人很多。尤擅眼科，曾任太医院御医十年，技术精湛，为人谦逊。

明代御医

戴思恭

戴思恭（1324—1405），字原礼，婺州浦江（今属浙江诸暨）人，以字行。受学于义乌朱丹溪。朱丹溪受师于金华许谦，得朱子之传，又学医于宋内侍钱塘罗知悌。罗知悌的学问得之荆山浮屠，浮屠是河间刘守真的弟子。朱丹溪为当时名医。朱丹溪爱惜戴思恭的才华，把自己的所有医术都传授给了戴思恭。

《明史》记载：洪武年间，戴思恭被征为御医，治病效果非常好，明太祖非常重视他。燕王朱棣患了瘕症，太祖遣戴思恭去给燕王治病。戴思恭发现其他医生所开的药方都很好，但却没有效果。于是就问燕王平时嗜好吃什么东西。燕王回答说："嗜生芹。"戴思恭说："那我知道了。"他给燕王开了一剂药，当天夜里燕王泄泻剧烈，所下之物都是细蝗。

晋王生病了，戴思恭给他治好了。后来病情复发，晋王就死去了。明太祖非常愤怒，逮捕了王府的医生。戴思恭很从容地对太祖说："我奉命前去给晋王治病，曾经对晋王说过：'现在即使治愈了，但是已经病入膏肓了，如果再次发作就没有治愈的机会了。'现在果然如此。"王府的医生因此被免死。

戴思恭的著作有《证治要诀》《证治类元》《类证用药》，以及订正朱丹溪《金匮钩玄》三卷等。

附：医案二则

案1：戴原礼治姑苏朱子明之妇，病长号数十声，暂止复如前。人以为厉所凭，莫能疗。戴曰：此郁病也。痰闭于上，火郁于下，故长号则气少舒，经云火郁发之是已。遂用重剂涌之，吐痰如胶者数升，乃愈。

案2：戴原礼治松江诸仲文，盛夏畏寒，常御重纩（按：纩指棉絮），饮食必令极热始下咽，微温即吐。他医投以胡椒煮伏雌之法，日啖鸡者三，病更剧。戴曰：脉数而大且不弱，刘守真云火极似水，此之谓也。椒发三阴之火，鸡能助痰，只益其病耳。乃以大承气汤下之，昼夜行二十余度。顿减纩之半。后以黄连导痰汤加竹沥饮之，竟瘥。①

徐彪

徐彪，生卒年不详，字文蔚，出身世医。少年的时候跟随祖父学习医学。徐彪的父亲是御医，他同父亲一起到北京，后来成为太医院御医、院使等。

徐彪被升为御医，是因为他曾经治疗过久病不起的代王和昌平侯杨洪的旧病，在御药房待了三年以后升为御医，三年以后又升为院判。徐彪经常随侍皇帝身边，有一次，明景帝问徐彪关于"药性迟速"的问题，徐彪回答说："药性犹如人性也。善者千日而不足，恶者一日而有余。"徐彪认为养生应该重视"固元气"。徐彪为人正直聪明，有时会对国家政策提出一些建议，也有被明景帝采纳的时候。

钦谦

钦谦（？—1449），江苏吴县（今江苏苏州）人，太医院院判。为人刚直，恪守医道，宁可杀身成仁，也不为了仕途而讨好统治者。明宣宗朱瞻基曾经屡次召见他，让他呈献一些长生的秘药，但是钦谦都说不知道有长生之术。宣宗在明代

---

① 魏之琇. 续名医类案 [M]. 上海：上海古籍出版社，1991.

帝王中，才智过人，非常自负，特立独行，刚愎自用。他平生喜欢斗蟋蟀，就下旨到全国各地采办，闹得老百姓家破人亡。清代蒲松龄《聊斋志异》里《促织》讲的就是这件事。民间把宣宗称作"促织天子"。宣宗爱好女色，经年恣纵，不惜"宠艳妃而废元后"。有很多术士为宣宗进献秘方。钦谦最后被宣宗皇帝问得没有办法，只好叩头说："臣以医受陛下官禄，先圣传医道者，无此等术，亦无此等书。陛下承祖宗洪业，宜兢兢保爱圣躬，臣死不敢奉诏。"明宣宗盛怒之下，将其打入监牢。后来在锦衣卫那里得知钦谦被关进了监狱。后来明宣宗悔悟以后，才把钦谦放出了监狱。

蒋宗武

蒋宗武，生卒年不详，字季文，出身世医。明代天顺年间以医名被升为太医院御医、院使等职。

蒋宗武医术高明，有一次明英宗患了眼疾，蒋宗武用药给英宗治好了，得到了英宗的厚赏。蒋宗武认为养生重在寡欲，养气莫若省心。年老的时候，蒋宗武回归故乡，有百姓找他治病，他都尽心诊治，效果也很好。

盛寅

盛寅（1375—1441），字启东，江苏吴江人。年轻的时候学医于同郡的王宾，而王宾学医于浙江的戴思恭。盛寅学到了戴思恭的医术，开始认真研究《黄帝内经》及诸家方书，医名大震。《明史》记载，永乐初年，盛寅为医学正科，后授御医，再其后掌管太医院事务。

有一太监因为肚子胀，盛寅用药治疗后就痊愈了。当时明成祖朱棣正在西苑演习骑射，这位太监在一旁伺候。明成祖远远地看见了，很惊讶地说："我以为你已经死了，怎么还活着？"太监把盛寅给他看病的经历详细地说了一遍，并且极度夸赞盛寅医术的高超。明成祖马上召盛寅入宫为自己诊脉。盛寅诊脉以后告诉成祖，根据脉象可以判断他患了风湿病，明成祖肯定了盛寅的诊断，并让盛寅给自己开药，结果效果非常好，所以授予盛寅御医之职。

　　明仁宗还是东宫太子的时候，他的嫔妃张氏因为月经不来有十个月了，腹胀如鼓，所有的医生都诊断为妊娠。盛寅诊断患者脉沉弦紧无生气，认为张氏是患了血病，而不是怀孕，应该使用通利破血的药物，太子很生气。几天以后，张氏的病越来越严重，太子命令盛寅再到东宫为张氏诊病，盛寅坚持用破血之药，其他医生都感到很骇然。张氏自己知道不是妊娠，所以同意盛寅用药。盛寅使用了桃核承气汤和抵当汤。但是太子担心会导致堕胎，所以将盛寅囚禁起来以观其变。这个时候，盛寅的家人惶恐不安，大家也论说纷纭，甚至有人担心盛寅会被肢解，有人担心盛寅全家会被诛杀。张氏服药三日以后，果然下瘀血数斗，腹胀消失。

　　到明仁宗即位的时候，因为盛寅知道明仁宗寿命不长，而且知道明仁宗不喜欢自己，所以请求离开北京太医院，前往南京太医院。正如盛寅所预料的那样，明仁宗在位一年就去世了。明宣宗即位的时候，召盛寅回北京。明正统六年（1441年），盛寅去世。盛寅的弟弟盛宏也精于医术，他们的子孙继承了家业。

　　附：医案二则

　　案1：吴江谢训导，病头痛、发热、恶寒，初作外感治，或以风治，见热则退热，痛则止痛，或又以气虚治。由是杂治，病加剧。人事不省，饮食已绝，家人意其必死。谢曰：吾病唯盛御医未视诊，命子乞余。诊得右关脉沉而涩，重按有力，乃误药所危。此病法当先去宿滞，疏二陈汤加酒制川军八钱，令其子急煎频饮之。至夜分，左眼渐动，肝气亦舒，大泻二次，是已有可生之机矣。至半夜时，觉腹中肠鸣，左目睁开，又下积垢数升，小有坚块如鸡卵者数枚，以刀剖视，皆浊痰里面食也。既而气舒结散，津液流通，知饥索粥，而遂安矣。众人奇其治，互相访问，答曰："谢君燕人也，久居于南，饮酒食面，皆能助湿，湿胜伤脾生痰，故脾土一亏，而病交集，有是病，服是药，更复奚疑？"众皆服膺。凡治病必先审致病之因，方士之宜也。

　　案2：富商患腹胀，百药乏效，淮、扬、江、皖诸名家治之，反加胃败，呕吐不食，尪羸不支，危殆极矣。遂乞诊于余。诊视其脉沉迟无力，右关尤甚。研究其因，盖以酒色过度，适当暑月，嗜食冰浸瓜果，贪凉太过，脾阳受伤，而市医妄引"诸腹胀大，皆属于热"，恣用寒凉，重伤胃气，是错认病源，失其本矣，安能去病？按脉立方，遂用冷香引子合醉乡玉屑法，投剂便觉清爽。熟寐数时，溲溺畅行，肿胀渐消，食知味矣。富商惊喜，讯何药之神验如此？余曰："吾以脉理参究时令，推其右关沉而无力，盖君家道殷实，酒色醉饱，冰瓜沉李，以意臆度之耳，竟获桴鼓之应，乃君病当瘳。藉余手而治，由是病除，无他术也，何德之有？"①

刘文泰

刘文泰，江西上饶人。明弘治年间（1488—1505年）任承德郎太医院院判。

明弘治十六年（1503年），刘文泰尊奉明孝宗旨意编撰《本草品汇精要》，这是明代官修本草著作。这个时候距离官修的最后一部本草书已经有300多年，有必要进行重修。圣谕言："本草旧本繁简不同，翰林院遣官二员，会同太医院删繁补缺，纂集成书，以便观览。"弘治十八年（1505年），此书编撰基本完成。但是这年四月，孝宗皇帝因为患热病，刘文泰等御医误用热剂，导致孝宗一病不起，驾崩于五月。刘文泰等人获罪下狱，后来被"免死遣戍"。

此书的编纂完成，恰逢明孝宗驾崩，刘文泰获罪，加之草药的彩图印刷技术不能解决，所以这本官修的本草被藏于内府，未获刊行。

《本草品汇精要》是在宋唐慎微《证类本草》的基础上改编而成，为中国古代最大一部彩色本草图谱，新增图谱366幅，收图1 358幅，皆为画工工笔彩绘。全书共42卷，把药物分为玉石、草、木、人、兽、虫鱼、果、米谷、菜等，每部分上、中、下三品，全书收药1 815种，正文用朱墨分写。正文之前有精美的彩色图谱1 358幅，是中国第一部大型彩绘图书。明孝宗亲自撰写序言，并仿照《永乐大典》装成36册，入楠木盒中保存。

该书内容涉及药物鉴定、炮制及药物理论、临床应用等各方面。各药名下，先朱书《神农本草经》，再以墨书《名医别录》，又分名、苗、地、时、收、用、质、色、味、性、气、臭、主、行、助、反、制、治等进行论述。该书分项精确、

---

① 盛寅. 医经秘旨 [M]. 南京：江苏科学技术出版社，1984：38-39.

简明，读者可以系统地了解每一种药物。因为该书未公开刊行，所以在中国医药学史上并未曾有什么影响。清康熙三十九年（1700 年）在宫廷秘库中发现了《本草品汇精要》原本，之后进行了摹造。此原本现存于日本大阪武田氏杏雨书屋。

薛铠

薛铠，字良武，江苏吴县（今江苏苏州）人，明弘治年间中官太医院医士，后为院使。精于医书，熟谙医理，治疾多奇中，以儿科及外科见长。著有《保婴撮要》。其子薛己为明代名医。

薛己

薛己（1487—1559），字新甫，号立斋，江苏吴县人，薛铠之子，自幼秉承家学，钻研医术，精通内、外、妇、儿等科，名震一时。明正德元年（1506 年）增补为太医院院士，正德九年被提拔为御医，正德十四年被授予南京太医院院判，嘉靖九年以奉政大夫、南京太医院院使的身份荣归故里。薛己著作有《内科摘要》《女科撮要》《外科枢要》《疬疡机要》《口齿类要》《正体类要》《本草约言》等，同时他还校订了陈自明的《妇人良方大全》、钱乙的《小儿药证直诀》、王纶的《明医杂著》及《外科精要》等医书数十种。

薛己以外科见长，其学术思想受张元素、钱乙、李杲等影响最大。薛氏结合自己的临证经验和前人的论述，立一家之言，将李东垣脾胃论和王冰、钱乙的肾命水火之说进行理论交互，重视先天、后天的辨证，治疗用药多用温补。

薛己重视脾胃，认为《黄帝内经》千言万语，旨在说明人有胃气则生，以及四时皆以胃气为本。这一思想秉承于李东垣脾胃之论。薛氏认为，人得土以养百骸，身失土以枯四肢，人以脾胃为本。薛氏在临证过程中重视脾气升降，认为脾气下陷，湿热下迫，可导致血崩。在论治头面部的疾病时，指出：脾胃发病，元气不能上升，邪害空窍，故不利而不闻香臭者，宜养脾胃，使阳气上升，则鼻通矣。皆是强调脾气升阳的作用。如果因为脾胃虚损而导致血虚，薛氏认为脾可以统血，又是生血之源，所以主张用药以滋化源，可用六君子汤加减。

薛己临床用药，以钱乙的六味丸、崔氏的八味丸作为补肾水、命火的代表方。他认为，两尺各有阴阳，水火互相生化，当于二脏中分其阴阳虚实，求其属而平之。若左尺脉虚弱而细数者，是左肾之真阴不足也，用六味丸；右尺脉迟或沉细而数欲绝者，是命门之相火不足也，用八味丸。认为肾病不论热、寒，都是因为肾虚所导致。如果是无水，可以用六味丸滋肾水；如果是无火，可以用八味丸益火。不管是补水还是补火，都不可拘泥于寒剂，主张以温补为主。

薛己论述阴虚，重视肝、脾、肾，认为阴虚可以来自足厥阴肝经、足太阴脾经、足少阴肾经之虚。例如他在论述痨瘵时说："大抵此证属足三阴亏损，虚热无火之症，故昼发夜止，夜发昼止，不时而作，当用六味地黄丸为主，以补中益气汤调补脾胃。若脾胃先损者，当以补中益气汤为主，以六味地黄丸温存肝肾，多有得生者。"

明代医家黄承昊《折肱漫录》评述薛己："薛立斋之论阴虚，发前贤所未发。其谓阴虚，乃足三阴虚也。足三阴者，足太阴脾、足少阴肾、足厥阴肝也。而脾属土，尤为至阴而生血。故阴虚者，脾虚也。补阴宜自补脾始。大凡足三阴虚，多因饮食劳役，以致肾不能生肝，肝不能生火，而害脾不能滋化。但补脾土，则土生金，金生水，木得平而自相生矣。"可以看出，薛氏在足三阴虚中，肝、脾、肾三脏独重脾土，反映了他治病求本、滋化源和重视脾胃的学术思想。

附：医案二则

案1：大尹徐克明，因饮食失宜，日晡发热，口干体倦，小便赤涩，两腿酸痛。余用补中益气汤治之。彼知医，自用四物、黄柏、知母之剂，反头眩目赤，耳鸣唇燥，寒热痰涌，大便热痛，小便赤涩；又用四物、芩、连、枳实之类，胸膈痞满，饮食少思，汗出如水；再用二陈、芩、连、黄柏、知母、麦门、五味，言语谵妄，两手举拂。屡治反甚，复求余。用参、芪各五钱，归、术各三钱，远志、茯神、酸枣仁、炙草各一钱，服之熟睡良久，四剂稍安。又用八珍汤调补而愈。夫阴虚乃脾虚也。脾为至阴，因脾虚而致前症。盖脾禀于胃，故用甘温之剂以生发胃中元气而除大热。胡乃反用苦寒，复伤脾血耶？若前症果属肾经阴虚，亦因肾经阳虚不能生阴耳。《经》云：无阳则阴无以生，无阴则阳无以化。又云：虚则补其母。当用补中益气、六味地黄以补其母，尤不宜用苦寒之药。世以脾虚误为肾虚，辄用黄柏、知母之类，反伤胃中生气，害人多矣！大凡足三阴虚，多因饮食劳役，以致肾不能生肝，肝不能生火而害脾土，不能滋化。但补脾土，则金旺水生，木得平而自相生矣。①

案2：举人陈履贤，色欲过度，丁酉孟冬，发热无时，饮水不绝，遗精不止，小便淋沥。或用四物、芩、连之类，前症益甚，更加痰涎上涌，口舌生疮；服二陈、黄柏、知母之类，胸膈不利，饮食少思；更加枳壳、香附，肚腹作胀，大便不实。脉浮大，按之微细。余朝用四君为主，佐以熟地、当归；夕用加减八味丸；更以附子唾津调搽涌泉穴，渐愈。后用十全大补汤，其大便不通，小腹作胀。此直肠干涩，令猪胆通之，形体殊倦，痰热顿增。急用独参汤而安，再用前药而愈。但劳发热无时，其脉浮洪。余谓其当慎起居，否则难治。彼以余言为迂。至乙巳夏复作，乃服四物、黄柏、知母而殁。②

王琠

王琠（1497—?），字邦贡，号意庵，生于安徽祁门县历溪村。祁门县是新安医学发祥地之一，据考证，祁门县在历朝太医院供职的御医有21人。安徽祁门县历溪村现保存有王氏宗祠，名"合一堂"，又名"五凤楼"。

王琠自幼致力于学习古人，精读古诗文，研读《素问》等书，深得医学奥旨，治病不拘泥于古方。明嘉靖年间，王琠游于北京城，嘉靖二十九年（1550年）太子腿痛并逐渐加重，御医们不能治愈太子的病。有人举荐王琠，王琠入宫后，细心诊治，太子的病很快痊愈了，嘉靖皇帝非常高兴，授王琠太医院官，直圣济殿事，加授登仕郎。但王琠不慕荣华，告老还乡后，在家乡建"天人合一"祠堂。著有《医学碎金》《意庵医案》等书。《意庵医案》一书是王氏临床医案的整理记录。

---

① 薛己. 内科摘要［M］. 南京：江苏科学技术出版社，1985：8-9.
② 薛己. 内科摘要［M］. 南京：江苏科学技术出版社，1985：20.

徐春甫

徐春甫（1520—1596），字汝元，号思鹤，又号东皋，安徽省祁门县人。出身书香门第，少时攻读儒学，体弱多病，遂学医于本地汪宦。勤求博览，以《黄帝内经》为学术基础，兼采百家，精通内、妇、儿诸科，名震四方。中年以后居住在北京，声名显赫。有一次，嘉靖皇帝的穆贵妃病情危重，宫中御医皆无良策，徐春甫经过人推荐，前去给穆贵妃看病，将穆贵妃的病看好了，被封为太医院御医。

史书记载，徐春甫在北京的时候，求医者甚众。明隆庆二年（1568年），徐春甫组织成立了中国医学史上也是世界医学史上第一个医学团体——一体堂宅仁医会，该会成员包括太医、各省名医，徐春甫的学生和老师等共46人。医会有会规、箴会等规定，以"宅心仁慈"为宗旨，要求学会成员要秉承"精而益求其精"的精神，相互之间要"善相劝，过相规，患难相济"，不得谋取私利。

徐春甫一生著述，除编著《古今医统大全》外，还有《医学未然金鉴》《蠢斯广育》《妇科心境》《痘治泄密》《医学入门捷径六书》《幼幼汇集》等多部著作。

徐春甫在《古今医统大全》的"自序"中说："春甫家世业儒，恒读《素问》诸书，颇探索其医之赜隐。然而义理微茫，精渗错别，甲可乙否，莫之适从。所以惮浩繁者，撮拾残言，谓之快捷方式。致使本源根核，无所稽考。其不淆圣经而残民生者几希。予不自惭愚陋，以平素按《黄帝内经》治验，诸子折衷，及搜求历世圣贤之旨，合群书而不遗，析诸方而不紊，舍非取是，类聚条分，共厘百卷，目曰《古今医统》……庶几厌繁者有所归，趋简者无少失。一开卷而医之法制权衡始终本末，如视诸掌。其于养生，不无小补。若谓全书，曰非阙典，则犹俟于贤知者焉。"该书"参异同之说，祛乖戾之见，参之实识，验乎经效。未尽厥理者，则衍之以会其通；隐僻不断者，则伸之以见其旨。使议论有源，治疗有法"，从高标准、高要求出发，成为一本融古通今、博大精深的医学巨著，被明代学者王家屏称作"医宗之孔孟，方书之六经"。

《古今医统大全》有《老老余编》《养生余录》等篇，专门论述养生，徐氏认为养生大要在于："一曰啬神，二曰爱气，三曰养形，四曰导引，五曰言语，六曰饮食，七曰房室，八曰反俗，九曰医药，十曰禁忌。过此以往，义可略焉。"并认为养生有五难："名利不灭，此一难也；喜怒不除，此二难也；声色不去，此三难也；滋味不绝，此四难也；神虑精散，此五难也。五者必存，虽心希上老，口诵至言，咀嚼英华，呼吸太阳，不能不夭其年也。五者无于胸中，则信顺日深，玄德日全，不祈喜而自福，不求寿而自延。此养生大理所归也。"这些都是中国养生学中的经典言论。

葛林

葛林，字茂林，浙江钱塘人。精通小儿科，名噪京师。明成化年间被请入京师做太医院官。

葛林对天花的治疗很有经验。当时京城有一位汪姓的医生，他的儿子25岁，患了痘疮，汪氏自认为并无大碍。但是葛林却认为预后不好，一个月后会有大灾。这个年轻人患痘疮14天后痂落，汪氏认为疾病已经痊愈了，于是就设酒宴请，意思是责备葛林。葛林细细观察，发现这个年轻人的足底还有疱，认为痘并没有痊愈。后来，这个年轻人果然突然死去了。

有一次，少师的公子发惊眩，大家都认为他已经死了，所以就把他放到棺材中去了。葛林诊视以后，认为公子并没有死，让人把他从棺材里面抱出来。少师问："我的儿子已经不能说话了，怎么能用药救活呀？"葛林说："我也没有什么药可以治疗，所凭借的只是天上的云而已。有云表示就快要下雨了，阴气舒，阳郁就会消散。我现在用清利物煮水，放在你儿子的下面进行熏蒸，可能可以治愈。"葛林采用这种蒸汽疗法，公子的病果然治好了。傍晚的时候，公子已经在庭院中玩耍了。

有一次，皇太子突发疼痛，大家都很惶恐，急忙召唤葛林进行诊治，葛林只用了一剂中药就治好了皇太子的病。

史书记载，葛林貌清骨削，而双目炯然有神；看病的时候得其声色，洞若烛照；通过切脉而决死生，非常准确；善于应用方剂，其应若响。

吴杰

吴杰，字士奇，江苏武进人。明弘治年间朝廷征集全国名医到北京考试，从中挑选医理、技术高明的医生留用京师，其他人则回到原籍。这次考试吴杰拔得头筹。

吴杰为人谦虚，尊重同行，他向主考官建议：国家三四十年才征一次医，一旦遣还，诚流落可悯。吴杰表示愿意辞去御药房的职务，与其他医生一起进入太医院，使其他医生也可以留在太医院。

吴杰不仅医术高超，医德高尚，且具备较为杰出的政治才华，后来他被升为太医院御医、太医院使等。有一次，明孝宗患了喉疾，情况很危险，吴杰用上清丸治愈了。吴杰擅长诊脉，处方用药全凭脉理，是一位对经方和时方都能运用自如的医家。

邵应节

明嘉靖皇帝朱厚熜笃信道教，好神仙方术，四处搜罗方士、秘方，以求长生不老。嘉靖皇帝礼遇道士邵应节等，邵氏曾官至礼部尚书。

有名的七宝美髯丹就是由明代方士邵应节所传。《本草纲目》记载了七宝美髯丹的药物组成、制作方法及服用方法：赤、白何首乌各一斤（米泔水浸三四日，瓷片刮去皮，用淘净黑豆二升，以砂锅木甑，铺豆及首乌，重重铺盖蒸之。豆熟取出，去豆曝干，换豆再蒸，如此九次，曝干，为末），赤、白茯苓各一斤（去皮研末，以水淘去筋膜及浮者，取沉者捻块，以人乳十碗浸匀，晒干，研末），牛膝八两（去苗，酒浸一日，同何首乌第七次蒸之，至第九次止，晒干），当归八两（酒浸，晒），枸杞子八两（酒浸，晒），菟丝子八两（酒浸生芽，研烂，晒），补骨脂四两（以黑芝麻炒香）。并忌铁器，石臼为末，炼蜜和丸，弹子大，一百五十丸。每日三丸，清晨温酒下，午时姜汤下，卧时盐汤下。其余并丸如梧桐子大，每日空心酒服一百丸，久服极验。

许绅

许绅，北京人。最先在御药房工作，明嘉靖元年（1522年）被升为御医，后又升为太医院院使。

嘉靖二十年（1541年）"壬寅宫变"的时候，以杨金英、邢翠莲为首的十余名宫女差一点用黄绫布把明世宗活活勒死在床上，许绅施以急救，并用了峻剂下之，药下后三个时辰，明世宗能够作声，待到吐出紫血数升以后，就能够讲话了，之后继用药物数剂而痊愈。许绅因为救驾有功，被封为太子太保、礼部尚书，这是明朝医生官位最为显赫的一位。但是不久之后，许绅患病了，患病的原因是壬寅宫变的时候，许绅在抢救明世宗时非常惊恐，知道抢救不力则会招来杀身之祸，由于过度惊吓所以患病。

俞桥

俞桥，浙江海宁人。少时专攻儒学，同时也学习医学。俞氏博览群书，得刘完素、张洁古、李东垣等未刊刻的书稿进行研习，遂得知识广博，思路开阔。明嘉靖年间，因为医名甚著，被征召为御医、太医院院判。俞氏治病多奇验，不仅医术高明，而且医德高尚。

俞桥是太医院院判，但他憎恨仗势弄权的权贵，并且认为给这种人治病是一种耻辱。对贫穷老百姓，他总是尽心尽力地治疗。他的名气很大，很多知识分子都很敬重他。由于经常周济穷人，他的家境每况愈下。

洪涛

洪涛，生卒年不详，江西弋阳人。年少的时候学习儒学，后来改学医学，以医名于世。他常常用医药去帮助穷困的百姓。后来升为太医院副使，在军队中服役。

有一次，洪涛随军出征，军中大疫流行，他用苍术黄柏汤，以大锅熬制给士兵饮用，凡是饮用了这种药的士兵都痊愈了。有一个诸侯王是先天性唇裂，洪涛用药捣烂后进行外敷，这个诸侯王唇裂被治好了，和正常人没有差异，洪涛受到了嘉奖，被人称为"补唇先生"。

姚应凤

姚应凤，生卒年不详，浙江钱塘人，做过太医院院判。父母早亡，家贫，跟随自己的姑母一起生活。姚氏 13 岁那年入山采药，遇到一位老妪给他指点。之后，他到安徽休宁的齐云山拜访精通丹药的疡医老人，得其传，姚氏于是因为治疗疡科疾病而名闻天下，对流注、发背、疮疡等症治疗的效果非常好。明崇祯年间，温州抚军喻思恂毒发背间，痛不可忍，请姚氏诊治。姚氏把患者的腐肉刮去，再外敷师传的丹药，过了两日以后，患者就不再疼痛了。

宋北川

宋北川（1522—1567），又名博川，浙江鄞县（现宁波市鄞州区）人，明嘉靖年间太医。精于女科，擅长治疗经、带、胎、产等疾病，有《宋氏女科产后篇》传世。

清代御医

朱纯嘏

朱纯嘏（1634—1718），字玉堂，江西新建人，清嘉庆年间太医。幼习举子业，后学医术，精研痘疹一科，认为胎毒为时令之气入于命门所致。朱氏为防止天花蔓延，曾到内蒙古地区进行人工种痘。传世著作有《痘疹定论》，刊于1713年，共4卷。第一至第三卷论述痘疹证治，阐述了痘疹的病理、症状、诊断及治法等，介绍了人工种痘接种预防的历史和方法；第四卷论述麻疹证治。

朱纯嘏所传败毒散为治疗痘疹的名方。药物组成为：生地黄一钱五分，柴胡七分，牡丹皮七分，桔梗八分，薄荷五分，黄柏五分（蜜水炒），连翘八分（去心），黑参八分，牛蒡子八分（炒，研），甘草三分（生，去皮），金银花八分，天花粉八分，黄芩七分（酒炒），赤芍五分。主治：疹后口臭、口疮、唇烂，咽喉疼痛。功效：清胃利咽。用法：加煅石膏一钱，淡竹叶一钱，灯芯草五十寸，同煎；或用生犀角磨汁，和药同服。

徐大椿

徐大椿（1693—1771），又名大业，字灵胎，晚号洄溪老人。江苏吴江人。业医于清雍正、乾隆年间。徐氏出身于书香门第，祖父是康熙十八年（1679年）鸿词科翰林，奉命编撰过《明史》。父亲徐养浩，精于水利学。徐大椿自幼学儒及诸子百家，禀赋异于常人，通晓儒家、道家之言，对天文、地理、水利、音律等学问亦通晓。

《苏州府志》记载，徐大椿精研《易经》，好读黄、老与阴符家言。凡星经、地志、九宫、音律、刀剑、技击、勾卒等法，皆能通究，尤精于医。而立之年，因家人有疾而潜心研究医学，精研历代医著，颇有体悟，遂悬壶济世，往往能手到病除，效如桴鼓。

传世医著有《难经经释》《神农本草经百种录》《医学源流论》《伤寒类方》《兰台轨方》《医贯砭》《慎疾刍言》等。后人整理有《洄溪医案》传世。现在刊刻发行的有《徐氏医学全书六种》等。

徐大椿曾经两度奉诏赴京做太医，深得乾隆皇帝嘉赏。徐大椿在《医学源流论·自叙》中言：

> 医，小道也，精义也，重任也，贱工也。古者大人之学，将以治天下国家，使无一夫不被其泽，甚者天地位而万物育，斯学者之极功也。若夫日救一人，月治数病，顾此失彼，虽数十里之近，不能兼及。况乎不可治者，有非使能起死者而使之生，其道不已小乎？虽然，古圣人之治病也，通于天地之故，究乎性命之源，经络、脏腑、气血、骨脉，洞然如见，然后察其受病之由，用药以驱除而调剂之。其中自有玄机妙悟，不可得而言喻者，盖与造化相维，其义不亦精乎？道小，则有志之士有所不屑为；义精，则无识之徒有所不能窥也。人之所系，莫大乎生死。王公大人，圣贤豪杰，可以旋转乾坤，而不能保无疾病之患。一有疾病，不得不听之医者，而生杀唯命矣。夫一人系天下之重，而天下所系之人，其命又悬于医者。下而一国一家所系之人更无论矣，其任不亦重乎？而独是其人者，又非有爵禄道德之尊，父兄师保之重。既非世之所隆，而其人之自视，亦不过为衣服口食之计。虽以一介之微，呼之而立至，其业不甚贱乎？任重，则托之者必得传人；工贱，则业之者必无奇士。所以势出于相违，而道因之易坠也。余少时颇有志于穷经，而骨肉数人疾病连年，死亡略尽。于是博览方书，寝食俱废。如是数年，虽

无生死骨肉之方，实有寻本溯源之学。九折臂而成医，至今尤信。而窃慨唐宋以来，无儒者为之振兴，视为下业，逡巡失传，至理已失，良法并亡，恧（按：恧音 nì，忧伤之义）然伤怀，恐自今以往，不复有生人之术。不揣庸妄，用敷厥言，倘有所补所全者，或不仅一人一世已乎？

徐大椿一生精勤不倦，对医学精益求精，曾自言："终日遑遑，总没有一时闲荡。严冬雪夜，拥被驼绵，直读到鸡声三唱；到夏月蚊多，还要隔帐停灯映末光。只今日，目暗神衰，还不肯把笔儿轻放。"

徐大椿强调"尊古学古"，推崇"古法"，主张"宗经法古"，但反对泥古不化。《医贯砭》一书，批判了明代医学家赵献可以六味、八味治病，废古人经方的做法，认为《医贯砭》"肆言辱詈，一字一名，索垢求瘢，有伤雅道"（《四库全书提要》）。

徐大椿认为《伤寒论》《神农本草经》是不能改易的："仲景《伤寒论》中诸方字字金科玉律，不可增减一字，犹之录六经四书语，岂可擅自删改，将杜撰之语乱入耶？""伤寒传经之说，自《内经》热论及仲景《伤寒论》诸书相传以来，数千年守之不变，浅学不能全窥，稍有所误，非杀人即寡效，然无有能出范围者。今乃敢肆然以为无传经、六经等法，且讥讪古圣以为支离多歧。此天理绝灭之谈，原无足辨，但恐世之崇信者，终无悟日，故又不能已于言也。"

徐大椿认为《黄帝内经》《伤寒论》等经典著作后人只能高山仰止，景行行止，虽不能至，然心向往之，但如"能熟于《内经》及仲景诸书，细心体认，则虽其病万殊，其中条理井然，毫无疑似，出入变化，无有不效"。

徐大椿极力推崇古代圣人和经典，《医学源流论·方剂古今论》言："昔者，圣人之制方也，推药理之本原，识药性之专能，察气味之从逆，审脏腑之好恶，合君臣之配偶，而又探索病源，推求经络。其思远，其义精，味不过三四，而其用变化不穷。圣人之智，真与天地同体，非人之心思所能及也。上古至今，千圣相传，无敢失坠。至张仲景先生，复申明用法，设为问难，注明主治之症，其《伤寒论》《金匮要略》集千圣之大成，以承先而启后，万世不能出其范围。此之谓古方，与《内经》并垂不朽。"认为古圣先贤之论思远义精，变化无穷，垂范后世。

徐大椿 79 岁高龄的时候，乾隆皇帝诏其进京，当时徐氏正卧病不起，让儿子陪着前往北京，到京后第三天就病死了。临终书写墓室对联一副："满园灵草仙人药，一径青松处土坟。"

附：医案二则

案1：张由巷刘松岑，素好饮，后结酒友数人，终年聚饮，余戒之不止。时年才四十，除夕向店沽酒，秤银手振，秤坠而身亦仆地，口噤不知人，急扶归。岁朝，遣人邀余，与以至宝丹数粒，嘱其勿服他药，恐医者知其酒客，又新纳宠，必用温补也。初五至其家，竟未服药，诊其脉弦滑洪大，半身不遂，口强流涎，乃湿痰注经传腑之证。余用豁痰驱湿之品调之，月余而起。一手一足，不能如旧，言语始终艰涩。初无子，病愈后，连举子女皆成立，至七十三岁而卒。谁谓中风之人不能永年耶？凡病在经络筋骨，此为形体之病，能延岁月，不能除根。若求全愈，过用重剂，必至伤生。富贵之人闻此等说，不但不信，且触其怒，于是谄谀之人，群进温补，无不死者，终无一人悔悟也。①

案2：洞庭葛允诚，患血痢五年，日夜百余次，约去血数石，骨瘦如柴，饮食不进，举家以为必无生理。余友姜君锡常，次子莩芳，从余学医于山中，病者即莩芳妻弟也。锡常怜之，令同莩芳寄膳余家，朝夕诊视。余先用滋补之剂以养其血脉，复用开胃之药以滋其化源，稍健而能食。久痢至五载，大肠之内必生漏管，遂以填补之品塞其空窍，痢日减，饭日增，不半年而每食饭必六七碗，至冬病全愈。丰肥强壮，归至家，亲戚俱不相识认，无不叹以为奇。②

黄元御

黄元御（约 1705—1759），名玉璐，字元御，又字坤载，号研农，别号玉楸子。

① 徐大椿. 洄溪医案、医学源流论 [M]. 北京：中国书店出版社，1987：1.
② 徐大椿. 洄溪医案、医学源流论 [M]. 北京：中国书店出版社，1987：13.

清代医学家，尊经派的代表人物，被后人誉为"一代宗师"。出身于官宦世家、书香门第，幼时受家学影响，遍览经籍文章，希望能够登科入仕，"以功名高天下"。

雍正二年（1724年），甫近弱冠之年的黄元御考中邑庠生。雍正十二年（1734年），30岁的黄元御，因用功过度，突然患了眼疾，左眼红涩，白睛如血，迫不得已延医就诊。而一些庸医却滥用了黄连、大黄等治寒泄之剂，致脾阳大亏，多年内，频繁出现中虚，左目完全失明。在科举时代，若五官不端正，则不允许入仕，黄元御没想到遭此劫难，仕进之路将被彻底断送。他在哀痛之余，发愤立志，"生不为名相济世，亦当为名医济人"，从此走上了弃儒从医的道路。他刻苦研读历代的中医典籍，并凭着深厚的文化底蕴，通过多年的努力奋斗，逐渐有成，开始以医技普济众生。在行医生涯中又不断地总结经验，医术不断精进，医名也开始大增，有人将他和诸城的名医臧枚吉并称"南臧北黄"。

黄元御学医，从研究阅读张仲景的《伤寒论》入手，然后逐渐到《难经》《黄帝内经》《金匮要略》等中医的根本典籍。他奉张仲景等四人为"医门四圣"。他认为"四圣"之外，历代名医持论多有偏差，所以导致误诊死人，其最根本原因是因为"四圣"之书错简零乱，并兼之历代传注谬误所致。因此他立志以毕生心血和精力，"考镜灵兰之秘，诂读仲景伤寒"，对"四圣"之书，从源到流，重新加以考订，以还其本来面目，使后代人遵循。

黄元御代表性著作有《伤寒悬解》《素灵微蕴》《金匮悬解》《四圣悬枢》《四圣心源》《长沙药解》《伤寒说意》《玉楸药解》《道德悬解》《周易悬象》（另有《素问悬解》《灵枢悬解》《难经悬解》三种著作未得刊行）。

乾隆二年（1737年），黄元御开始构思《伤寒悬解》一书，同时也着手撰写《素灵微蕴》。乾隆五年（1740年）九月《素灵微蕴》完稿，该书4卷26篇。黄元御首次在该书中提出了"培植中气，扶阳抑阴"的诊病理论。同时对于中气他还给予形象的比喻：精如果中之仁，气如果中之生意，仁得土气，生意为芽，芽生而仁腐，故精不能生，所以生人者，精中之气也。有本于此，在施治中他一直贯彻重视扶阳抑阴、厚培中气的施治原则，这是对祖国医学理论的进一步发展。

乾隆十三年（1748年），黄元御到清江阳邱（现山东章丘），南游会稽山，拜谒禹陵，自谓："身登会稽，亲探禹穴，目睹越国江山……乃有著作斐然之志。"这一年四月，开始撰著《伤寒悬解》，在七月三日草成，总共计15卷。八月下旬的时候又撰成《金匮悬解》，总22卷，他认为：《金匮》治杂病，大旨主于扶阳气，以为运化之本，自滋阴之说胜，而阳自阴升，阴由阳降之理，迄无解者，因推明其意以成此书。该书详解了四诊九候之法。

乾隆十四年（1749年），黄元御初草《四圣悬枢》，专为辨析温疫、痘疹。同年二月作《四圣心源》，解析内外百病的始终。乾隆十五年（1750年）四月，黄元御北游到京城，刚好乾隆皇帝有疾病，所有太医都没有办法，经过举荐，黄元御被招入宫中看病。乾隆皇帝为了测试黄元御的医术，让一位宫女为其当贴身，躲在帐子后面，请黄元御诊脉。黄氏诊脉以后，说："龙体凤脉，乃不治之症。"乾隆皇帝这才放心请黄氏治病。吃了黄元御的药以后，乾隆的病就好了。乾隆于是赐给黄元御一副玉石做的象棋，一个楸木做的棋盘，并为黄元御写了"妙悟岐黄"的匾额。从此以后，黄元御开始了在太医院供职的生涯。

在太医院供职的几年，黄元御心情并不是很愉快，《四圣心源·序》描写了这种心情："顾自己已以至壬申，历年多矣，元草未就，则天既长与以穷愁之境，而不频假以萧闲之日，帝眷之隆，何可恃也？良时非多，勖之而已。"众多的事务使他没有更充足的时间完成著述，他为荒废这许多宝贵时光而深深地自责惋惜。在此后的日子里，他更是全身心地、惜时如金地投入到著述中去。

乾隆十六年（1751年）二月，乾隆皇帝第一次南巡，黄元御也随驾到杭州，这期间著方调药皆有神效，他得到了乾隆皇帝和内外大臣的赞赏。四月，黄元御到清江以前居住的地方，继续编写《四圣心源》。"十得其九，厥功未竟"。乾隆十七年（1752年），他写完"天人解"一章，又经过了4年的努力，《四圣心源》终于全部写完。同时在《天人解》中，他尽力阐发《黄帝内经》"善言天者，必有验于人"的观点，高度重视阴阳五行学说的运用，同时善于与四时相联系，从阴阳的变化、气血原本、精神化生、五行生克以及脏腑生成等方面详细阐述气化自然的妙义，影响甚大。该书以临床医学为主，结合理论讲解，是一部综合性医书，同时将医论、医术、医道融为一体。根据《黄帝内经》"天人合一"的理论思想，尽力阐述"天人解""元气解""六气解""劳伤解",并阐释了"崇阳而卑阴"的学术论点,反对"贵阴贱阳"的理论。《四圣心源》目的在于弘扬黄帝、岐伯、秦越人、张仲景的宏伟大业,阐发四部经典的微言大义。

乾隆十八年(1753年),黄元御把张仲景著作中的方药加以笺解疏证,并著成《长沙药解》4卷,该书总共载药161种,方242首。乾隆十九年(1754年)三月又撰成《伤寒说意》10卷。这本书以传经入说,长于辩论分析,启迪后学门径。当年六月,撰成《玉楸药解》8卷,以补《长沙药解》之未备,这本书中他首次创用了浮萍治疗瘟疫的疗法。

乾隆二十年(1755年)的春天,学生毕武陵再三恳请,黄元御着手笺释《素问》,取名为《素问悬解》,共13卷。书中的"五运六气,南政北政"之说,发前人所未发。乾隆二十一年(1756年),黄元御完成了《灵枢悬解》9卷,《难经悬解》2卷。黄元御著作还有《玉楸子堂稿》一书,为医案、杂著。

乾隆二十二年(1757年),由于过度劳累,黄元御身体日渐虚弱,转成重症,从北京回到故里,定居于昌邑城南隅书斋。乾隆二十三年(1758年),黄元御溘然长逝,时年54岁,归葬新郭祖茔。

清代张琦在《四圣心源·后序》中评价黄元御的医学成就时说:"能读黄氏之书,则推脉义而得诊法,究药解而正物性,伤寒无夭札之民,杂病无膏肓之叹,上可得黄、岐、秦、张之精,次可通叔和、思邈之说,下可除河间、丹溪之弊,昭先圣之大德,作人生之大卫。"

清代冯承熙评价黄元御:"向读黄坤载先生《素灵微蕴》《四圣心源》诸书,奥析天人,妙烛幽隐,每谓自越人、仲景而后,罕有其伦。"

黄元御医术高超,治病效如桴鼓。其所著医书11种在其去世后不久,由当时的四库全书编修周永年进献,并全数收录,当然民间也有刊本,特别是在江南诸省,凡是悬壶行医的人,没有人不知道黄元御的,他也被称为"医门大宗""一代之大医"。宣统年间《山东通志》、民国初年赵尔巽等《清史稿》皆为其立传,民国十二年(1923年)昌邑学商各界捐资为其修整坟园,呈请入祀乡贤祠。并于悬城西南门外及墓地立碑志念。黄元御也终于完成心愿,似其先祖黄福一样,身登乡贤、垂范千秋，名列正史。

祁坤

祁坤，字广生，号愧庵，浙江山阴（今绍兴）人。擅长外科，曾任太医院院判等职，以医名于世。

祁坤认为当时的外科著作博而寡要，或者隐而不完备，所以潜心研究外科技术，任职太医院时，多有体会。撰写《外科大成》，成书于康熙四年（1665 年）。该书共 4 卷，卷一论痈疽等病证之诊断、用药与治则，卷二、卷三论人体各部外科病证的诊治与验案，卷四论述大毒、小疵以及小儿疮毒等证，书末附录有炼取诸药之法。这本书在外科辨证和治法方面详尽全面，对后世产生了较大影响。

赵士英

赵士英（1678—1737），回族，北京牛街人，担任过清太医院院使。

雍正元年（1723 年），当时的湖广总督杨宗仁生病，雍正皇帝派赵士英前往诊治，并在回复杨宗仁的奏折上批注"赵士英是朕深知的好大夫"。赵氏在太医院供职不到半年就被撤职。他著有《冈志》一书，是记载北京回族聚居地牛街地区情况的地方志。

刘裕铎

刘裕铎（1686—1757），字铺仁，回族人，为清雍正、乾隆年间御医，在宫中当御医 20 多年。雍正年间担任太医院吏目、御医，乾隆年间升为右院判、院使。刘氏医术超迈，在雍正年间，深得雍正皇帝信任，为当时朝廷的"第一医官"，雍正称他为"京中第一好医官"。乾隆年间，奉乾隆之命，他与吴谦共同担任《医宗金鉴》的总修官。

刘氏治病善用古方，但不拘泥于古方，能够随证化裁，选药精准。他除了为皇帝与皇室成员看病以外，也经常为王公大臣治病。雍正四年（1726 年），刘氏被皇帝指派为河道总督齐苏勒治病。齐苏勒上奏雍正帝说，自己年逾六旬，素有残疾，现今岁伏秋间，两足软细，非人扶不行，且近日患心跳脾泻之症，日觉精力渐衰，恳请雍正皇帝允许自己回北京治病。雍正皇帝批示：差京中第一好医官来调理卿疾。刘氏前往诊治以后，齐苏勒病情很快好转。后齐苏勒又上奏雍正皇帝说，自医官刘裕铎用药调治以来，心跳之病已痊，自觉精力渐增，唯脾气尚未全瘳。

雍正七年（1729 年），刘氏奉旨为内大臣侯陈泰诊治，刘氏诊断侯氏之病"原系伤寒发斑之症"，予以益气、化斑、温胆等汤，使侯氏之病得以好转。

雍正八年（1730 年），刘氏奉旨为大臣诺敏、单福臣、孙可进等诊病，刘氏认为"已成痼疾，不能痊愈"，结果雍正皇帝发怒，认为"从前原系阿其那（雍正八弟胤禩）、塞思黑（雍正九弟胤禟）等党羽，恩医至今，仍然包藏贼性，怙恶不悛，不唯毫无感戴之忱，久后怠玩推诿，陷害看视大臣，以泄其党恶愤怨之私也"。结果刘氏被革职，雍正皇帝还下旨："仍令刘裕铎调理。伊若尽心医治，病愈则已，倘数人中一有不虞，定将刘裕铎即行正法。"

雍正九年（1731 年），刘氏奉雍正帝谕旨前往新疆巴尔库尔军营效力以赎罪，这一待就是 5 年。直至乾隆即位，刘裕铎才得到了昭雪回京的机会。

刘氏医术高超，品行端方。现举其治病的几个医案如下：

乾隆某年端午节，乾隆皇帝感觉上腭干，太医院右院判、御医刘裕铎和太医院左院判、御医陈止敬，建议使用"孩儿茶一味，研末擦上，或噙化亦可，能上清口中浮热"。

乾隆五年（1740 年），刘裕铎和御医陈止敬、吴谦，三人同为乾隆皇帝诊病，"敬谨调理，甚属勤劳……且奏效甚速"，乾隆皇帝大喜，升三人为五品食俸。从此以后，如果有御医不能治疗的疑难病症，乾隆皇帝都命令"添刘裕铎看治"。

刘氏还为意大利画家郎世宁、当时的大学士张廷玉等治过病。乾隆十年（1745 年）夏季的一天，快 60 岁的郎世宁从上午作画一直到下午 3 点左右，突然晕倒在画室。刘裕铎奉旨前往郎世宁府邸为其诊病，当时的脉象是浮洪，患者汗出不止，刘裕铎认为是因为外感风寒，内受暑热所导致的，就开了一个方：香薷二钱，羌活一钱，防风一钱，荆芥一钱，前胡一钱，薄荷一钱，川芎一钱，牛蒡子（炒，研）二钱，桔梗二钱，生甘草八分，生姜一片。诊病回朝后，刘裕铎向乾隆皇帝陈述了郎世宁的病情："脉细浮洪，由内受暑热、外感风凉，以致头疼身痛、发热恶寒、咽喉作痛、胸闷口渴，臣拟用疏风清暑调治。"郎世宁因为过度劳累，这次发病调养了2个月。之后刘裕铎又为郎世宁配制了金匮肾气丸进行调养。

乾隆十四年（1749年），刘裕铎奉旨为大学士张廷玉诊病，诊病后认为是由于心脾虚弱，胃经感受寒邪，导致胸胁作胀、夜间少寐，有时头晕、心跳，用加味异功汤进行调治。

吴谦

吴谦（1689—1748），字文吉，安徽歙县人，乾隆时任太医院右院判。吴谦身为太医院御医，常随侍乾隆皇帝左右，并因医术高明，经常得到乾隆皇帝的嘉奖。

乾隆四年（1739年），乾隆皇帝命吴谦、刘裕铎为总修官，陈止敬担任经理提调官，编撰《医宗金鉴》，以正医学之本。由当时的亲王弘昼和大学士鄂尔泰督办。为了保证医书的质量，同时选派精通医学、兼通文理、有真知灼见的学者共同编纂，设纂修官总共14人，副纂修官12人。另外，还有誊录官、审校官等，总共有70多人参加了编写工作。在编撰的过程中，不仅仅选用了宫内所藏医书，还大量征集了天下家藏秘籍、世传良方和新旧医籍。《医宗金鉴》是清代御制钦定的一部综合性医书，也是吴谦的代表之作，全书共90卷，是我国综合性中医医书最完善简要的一种。

吴谦对历代医书"词奥难明，传写错误，或博而不精，或杂而不一"等问题，给予"改正注释，分别诸家是非"。他尊仲景学说，将《订正仲景全书·伤寒论注》17卷、《订正仲景全书·金匮要略注》8卷置于《医宗金鉴》之首。《订正仲景全书·伤寒论注》《订正仲景全书·金匮要略注》是吴谦考证乾隆以前研究《伤寒论》《金匮要略》的多家医学著述，对《伤寒论》和《金匮要略》原文加以注释，汇集诸家注释，并阐发己见而成。

《医宗金鉴》共计医书15种：《订正仲景全书·伤寒论注》《订正仲景全书·金匮要略注》《删补名医方论》《四诊心法要诀》《运气要诀》《伤寒心法要诀》

《杂病心法要诀》《妇科心法要诀》《幼科杂病心法要诀》《幼科痘疹心法要诀》《外科心法要诀》《眼科心法要诀》《刺灸心法要诀》《正骨心法》《内治杂证法》。

《医宗金鉴》编撰完成，乾隆皇帝御赐每人《医宗金鉴》一部书和一具小型针灸铜人作为嘉奖。乾隆九年（1744 年）圣谕："《医宗金鉴》一书告成，和亲王大学士鄂尔泰暨本馆经理、总修、提调、纂修、校阅、收掌、誊录等官并该院官员人等，着各赏给一部。吴谦亦赏给一部。再各直省布政司，俱着发给一部，听其翻刻刷印颁行。"后来，《医宗金鉴》成为宫廷医学教科书。《医宗金鉴》从医学文献整理校订的角度充分体现了宫廷医学的成就和学术水准。

花三格

花三格，清乾隆年间的御医，擅长外科病，担任过太医院左院判，参与编纂《医宗金鉴》，任纂修官。他医术精湛，曾为乾隆皇帝、内阁大臣等治过病。

有一次乾隆皇帝腰腹间起疙瘩，搔痒后连成一大片。花三格前去诊治，分析病因，认为"血分有热，微受风凉"。他给乾隆皇帝开了外用的洗药，用药包括黄柏、苦参、地肤子、鹤虱草、朴硝、防风、荆芥穗、蛇床子、土大黄、当归、杏仁、花椒等。之后又在洗药内增加生白矾。

乾隆十五年（1750 年），花三格给内阁学士董邦达治病。董氏患了脱疽，生在右手掌外侧，大如乌豆，逐渐腐黑，根深毒盛。花三格采用外敷硇砂散、灵药片，黑腐被连根拔下，以后又外敷珠子散，以及贴黄连膏，治愈了董氏的脱疽症。

乾隆十六年（1751 年），花三格与御医武维杨为圆明园协理事务员外郎孙三格诊治。孙三格病便毒之症，生于少腹左侧腿缝间，溃烂日久，四面皆空。花三格等人采用了外用手法剪开溃烂，内服托里养荣等汤，兼上生肌等药，外贴拔毒膏，将其治愈。

陈世官

陈世官，清乾隆年间太医院御医。陈氏为公主、阿哥、福晋、嫔妃、贵人等诊过病。

乾隆四十二年（1777年），陈世官等人为循嫔诊治，患者表现出荣分期至，肚腹疼痛，脉息沉弦，陈氏诊断为气滞血热，采用调荣清热的方法。同年夏天，惇妃生病，陈世官等人诊断为内有郁热，外伤暑湿，所以出现头痛满闷、脉息浮大的症候。陈氏用香苏饮一剂，惇妃服药后即解暑气，又用清上饮清解上焦郁热而愈。

乾隆四十九年（1784年），禄贵人病痿痹之证，症见四肢不能屈伸、周身疼痛、自汗恶风，陈世官等认为此病是因为气血双亏，不能荣养筋脉所导致的，采用了内服养荣蠲痹汤、外用熨药调理的方法进行治疗。一个月以后，患者疼痛止，手臂屈伸，可活动。

张肇基

张肇基，清乾隆、嘉庆年间御医。

乾隆四十九年（1784年），禄贵人患气虚痰厥证，出现昏迷、不省人事，气弱神倦，脉细涩。张肇基与几位御医急用苏合丸姜汤调灌。禄贵人服药后，神识渐清，但是还有气弱身软、时或昏迷、痰热犹盛的症状。张氏采用育神化痰汤调理，第二天用扶脾育神汤。10天以后，禄贵人各种症状都得到了好转，但是气血尚未充盛，张氏又用扶脾育神丸补养、调理气血。

沙惟一

沙惟一，清乾隆、嘉庆年间御医。

乾隆皇帝临终前1个月，沙惟一与钱景两人，每天都为乾隆皇帝诊治。当时的乾隆皇帝已经快90岁了，年老气虚。有一天，沙惟一等前往诊视，乾隆皇帝虽然圣脉安和，但是由于心气不足，出现夜间少寐的症状，于是投以养阴育神汤以宁心安神，并加人参补气。

又有一日，乾隆皇帝神气恍惚，梦寐不宁，就用镇阴育神汤，里面加赤金一两作药引，借以达到引导镇阴育神之剂入心的功效。同时，用了参麦饮。乾隆皇帝临终前两天，又进服了参麦饮，但终因年老气弱而逝。

陈增

陈增，清乾隆年间太医院小方脉科（含痘疹科）大夫。

乾隆三十六年（1771年）春，十一阿哥次女（1岁）患内热受风，时令发疹之症，先服了疏表透疹汤。第二天，陈增会同其他几位御医，用前方加减，增强了清肺宣散透疹之力。到第四天，虽然疹形已经透出，但是里热很盛，所以用清热化疹汤进一步清营分之热邪。第五天，疹形已透，里热渐清，又采用了清热温胆汤清热和胃。后用金银花一两，冲汤代茶饮，以作调理。

高存谨

高存谨，清乾隆年间太医院小方脉科大夫。

乾隆三十四年（1769年），八阿哥长子（1岁）眼角下微红，经常作痒。高存谨诊病后，认为系肺胃有热，用柴胡清热汤。患儿服药后，眼角的红色渐渐退去。第二天，高存谨又用了清金凉血汤，并开黄玉膏二钱以外用。到第三天，患儿眼角红肿全退，脉息和平，精神起居都很好。

刘芳远

刘芳远，清乾隆年间太医院痘疹科大夫。清宫对预防天花很重视，康熙皇帝在宫中推行人工种痘之术，种痘成为宫廷惯例。

乾隆某年三月，九公主惊恐发热，刘芳远等御医为九公主诊治，其脉象弦滑，好似有见喜（痘疹）之象，刘氏用透喜汤予以调理。之后，九公主喜痘应期发热，从右手腕及左腰下见点，颗粒分明、红活光润，饮食、精神都有好转。之后痘陆续出齐，九公主也脉息和平，精神见佳。

高永茂

高永茂，清嘉庆、道光年间太医院小方脉科大夫，擅长治疗天花。曾经诊治过嘉庆二十四年（1819年）五阿哥的痘症、道光六年（1826年）四公主的痘症、道光二十七年（1847 年）七阿哥的痘症。

花映墀

花映墀，清乾隆、嘉庆年间太医院御医，担任过嘉庆年间的太医院院使。

嘉庆三年（1798 年），花映墀等人为晋贵人诊病。晋贵人患脓窠疮，两手起碎小脓疱，经常痒痛，游走不定。花映墀诊治后，认为是因为肺胃有热，外受风湿所导致的，采用外擦绣球丸，内服防风通圣丸进行调理。治疗了半月左右，晋贵人各种症状都减轻了。

鲁维淳

鲁维淳，清乾隆、嘉庆年间太医院御医。

嘉庆某年，鲁维淳等御医为嘉庆皇帝诊病。当时的嘉庆皇帝四肢微凉，右膊臂有时麻木，脉象沉滑。鲁维淳等认为是由于内有湿痰，外感寒气所致的痹证，采用了蠲痹化痰、祛风通络的方法，给皇帝服用蠲痹化痰汤调理。3 天以后，嘉庆皇帝脉象渐缓，湿痰寒气得以驱逐。

商景霨

商景霨，清乾隆、嘉庆年间太医院御医。

嘉庆元年（1796 年），孝淑睿皇后受微凉，出现头痛发热，胸胁胀满。商景霨等御医诊病后以香苏和解饮予以调理。第二天，患者表凉已解。又兼荣分适至，胸腹胀满，下血较多，身肢倦软。商景霨等认为这是因为血虚湿盛所导致，采用了和肝调荣汤以及和肝归脾汤等进行治疗。

钱松

钱松，字镜湖，浙江绍兴人。自幼学医，因父亲患病，他勤奋学医，终成为名医。清嘉庆年间，钱松担任太医院御医，后升任为太医院院使。

钱氏擅长于治疗痧胀，著有《痧胀名考》，记载了 36 种痧症，包括胎产前后、痘前痘后痧胀的辨证论治。他认为痧胀是古代的"干霍乱",因为风湿火三气相搏,导致血热毒壅,痰凝火郁。治疗的时候要随经调治,将毒气从表泄出。轻症的患者可以采用刮痧的方法,重症的患者采用放血疗法,不要妄用补法。痧胀多见于南方,在北方比较罕见,所以京城的医生总是容易发生误治。钱松还著有《脏腑正伏人明堂图》4幅。

张宗濂

张宗濂,清嘉庆、道光年间太医院御医,擅长妇产科和儿科。

嘉庆二十一年(1816年),2岁的四阿哥因为内停乳食,外感风凉,出现身热腹泻。张宗濂诊病后,给予正气汤调理。服药以后,患儿身热微解,腹泻渐轻。张氏又以正气和胃汤调理。

附:医案一则

道光十二年(1832年),张宗濂为四阿哥诊病,认为他有"喜痘之象",就用荆防透喜汤进行治疗:荆穗一钱,防风一钱,前胡一钱,南楂二钱,牛蒡二钱(炒,研),连翘二钱(去心),元参二钱,蝉蜕二钱,生甘草五分,引芦根二钱、灯芯一束。

次日,四阿哥"喜痘初朝,尚未出齐,以致血热",张氏采用活血透喜汤治疗:荆芥穗一钱,归尾一钱五分,红花一钱,酒连七分,牛蒡二钱(研),赤芍一钱,东山楂二钱,蝉蜕二钱(净),连翘二钱(去心),酒芩一钱,木通一钱,紫草八分(酒洗),引冬笋三大片、灯芯二束。

第三日,四阿哥"喜痘二朝,颗粒分明、渐长,颜色微赤,主血热",张氏改用清热活血汤治疗:当归二钱,赤芍一钱,牛蒡二钱(研),连翘二钱(去心),红花八分(酒洗),酒芩一钱,桔梗二钱,南楂三钱,地龙一钱五分(去土),紫草六分(酒洗),次生地三钱,生甘草五分,引冬笋两大片、灯芯二束。

第四日,四阿哥"喜痘三朝,已见出齐渐长,颜色红润",张氏改用活血助长饮治疗:次生地四钱,当归三钱,赤芍一钱,桔梗二钱,红花八分,酒芩一钱,地龙二钱(去土),牛蒡二钱(炒,研),南楂二钱,紫草一钱(酒洗),木通一钱,麦冬二钱

（去心），引加香草两大片、木瓜酒。

第五日，四阿哥"喜痘四朝，颗粒长足，已有行浆之势"，张氏又用养血化浆饮调理：中生地四钱，川芎一钱，地龙二钱，紫草茸一钱，全当归三钱，连翘二钱，僵蚕三钱（炒），南楂二钱，白芍二钱（炒），红花八分（酒洗），麦冬三钱，桔梗二钱，引加香草两大片、木瓜酒一盅。

第十日，四阿哥"喜痘九朝，结痂五成，饮食加增，精神颇好"，张氏用保元代茶饮治疗：元参一钱，生黄芪二钱，麦冬二钱（去心），僵蚕一钱，浙贝二钱（研）。

第十一日，四阿哥"喜痘十朝，头面周身结痂六成，脾胃调和，精神大好"，张氏用相宜饮食治疗。①

王九峰

王九峰（1753—?），字献廷，名明泾，江苏丹徒人。年少时喜欢研究医学，乾隆年间，征召为御医。嘉庆十四年（1809年），担任登仕郎之职。虽然为官，但是王氏一直仰慕古代名医，而淡泊仕途。王氏留有《王九峰医案》传世。

附：医案一则

言乃心之声，赖肺金以宣扬。肺如悬钟，配胸中为五脏之华盖，空则鸣，实则咳，破则哑。肺为仰脏，出而不纳。二十四节按二十四气，最娇之脏，不耐邪侵，毫毛必咳。肺主气，为水之上源，受邪入络，必顺归肾，为痿、为咳、为哑。凡如此者人不知，总之曰痨症。六淫之邪不去，皆可为痨。病延今载余，声音不出，金已破矣。病者不知，医须揣其情，本以木火通明，经以营出中焦，滋生于胃，下益肾水，来济五火，火不灼金，金不泄气，燥不耗水为妙。今日喉痛已止，咳减痰少，喉声稍开，从原方加减候酌。

孩儿参　粉甘草　山药　马兜铃　牛蒡（元米炒）　茯苓　桔梗　苏梗　沙参　杏仁　猪肤

---

① 陈可冀. 清宫医案研究（第二册）[M]. 北京：中医古籍出版社，2003：678-679.

花粉 鸡子清 瓜子壳 霉干菜①

《经》以"女子二七天癸至，任脉通，太冲脉盛，月事以时下"，又"二阳之病发心脾，有不得隐曲，女子不月，其传为风消，为息贲者危"。经闭年余，饮食日少，形体日赢。脉来弦劲，乃郁损心脾，不乘土位所致。心为君主生血之源，肝为藏血之脏，脾为统血之经，心境不畅，肝不条达，脾失斡旋，气阻血滞，痞满生焉。五志不和，俱从火化，火烁真阴，血海渐涸，故月事不以时下，必致血枯经闭而后已。将治心乎？有形之血难培；将治脾乎？守补中土易钝；抑治肝乎？条达滋肾，均皆不受，当以斡运中枢为主，使脾胃渐开，需四物逍遥养肝舒郁，补阴养血，调和冲任，冀其经通为吉。

四物合逍遥②

王世碹

王世碹，清道光年间太医院御医，疮疡科（外科）医生。

道光十三年（1833年），四公主患发颐，先由两位御医诊治。5天以后，患者的右腮红肿明显，于是由王世碹与其他两位御医共同诊治。又过5天以后，患者没有外感症状了，只是右腮红晕高肿。此后由王世碹一人诊治，前后1个月余，患者得以康复。

张世良

张世良，清道光年间太医院御医，曾担任过太医院右院判。

道光二十五年（1845年），常贵人出现肝郁气滞挟饮之证，症见：胸膈满闷，手足瘛疭，两胁胀痛，脉息弦滑。张世良认为是由气道壅遏所致，因而采用和肝调气饮和疏肝调气饮治疗，诸症都缓解了。但患者还有饮滞未净，胃气不和，以致腹胀懒食、身酸体倦，所以再用和胃化饮汤调理。最后采用和胃代茶饮，培养胃气。

---

① 秦伯未. 清代名医医案精华 [M]. 北京：人民卫生出版社，2006：251.
② 秦伯未. 清代名医医案精华 [M]. 北京：人民卫生出版社，2006：290.

栾泰

栾泰，北京大兴人，清道光、同治年间任职于太医院，在同治二年（1863年）担任过太医院院使。

道光某年十月初一，栾泰为静贵妃诊病。静贵妃脉息沉缓，少腹微觉胀满，胸膈不快。栾泰认为是由于气血不和，荣分不畅所导致。为患者用了调荣顺气汤进行治疗。处方：当归尾二钱，川芎一钱，赤芍三钱，香附二钱（醋制），焦曲三钱，枳壳三钱（炒），山楂四钱（炒），青皮一钱五分（炒），砂仁八分，生甘草八分，引用生姜一片。之后又用调荣和胃饮、和血养荣汤、理气和中汤、和肝化滞汤等进行加减调理。

有一次，道光皇帝出现胸膈胀痛、口渴便秘、脉息沉滑等症状，栾泰、张世良等去为其诊治。四诊后认为，道光皇帝因为饮滞郁结，出现肝郁气滞停饮，用了疏肝、通滞、清热、化饮、和胃等方法进行治疗。

道光二十八年（1848年）十一月，四阿哥出现发热恶寒、头疼身痛、胸满咳嗽、内热口干、脉息浮数等症状。栾泰认为是因为外感风寒，肺热停饮，所以用了羌防杏苏饮宣肺解表。两剂药服完以后，四阿哥"汗出已透，表凉已解"，但是"肺胃饮滞未清，胸满作嗽"，于是又用了杏苏饮及清肺化滞汤加减治疗。服药以后，四阿哥"脉息平和，寐食如常，诸症俱好"，只是"肺中稍有饮热，有时微嗽"，栾泰为其开清肺代茶饮2剂，四阿哥的病得以痊愈。

王允之

王允之，顺天府宛平人，清道光、咸丰、同治年间任职于太医院，道光二十六年（1846年）时是从九品吏目，同治二年（1863年）时升迁为八品吏目。

同治六年（1867年）五月，宫中一嫔妃患病，王允之诊治后认为是肝肺有热、停饮受凉所导致的，并给患者进行了治疗。

有一次同治皇帝患病，王允之为皇帝看病，诊得脉息弦软而虚。认为是同治皇帝身体虚弱，气不化饮所致。现在突然出现气道梗阻，有似厥闭的证象。身体太虚，病情比较重。王允之采用了助气化饮汤：沙参五钱，麦冬五钱，伏龙肝五钱，枇杷叶二钱，白薇二钱，陈皮二钱，五味子四分，柏仁霜二钱，引用一捻金六分冲服。方中沙参、麦冬用量大，可强心益气。足见王允之辨证准确，用药有胆有识。

薛福辰

薛福辰（1832—1890），字振美，号抚屏，江苏无锡人。

薛福辰年少时机智过人，7 岁的时就能写文章。年纪稍长，他就阅读各类经史书籍。道光三十年（1850 年）时中了秀才，到咸丰五年（1855 年）他参加了顺天乡试，考取了第二名。曾任工部员外郎。咸丰八年（1858 年），薛氏的父亲生病去世，他扶柩归乡。咸丰十年（1860 年），太平军攻破了无锡，他和母亲及弟弟为避乱定居在苏北的宝应县，之后又到李鸿章的府邸任职。后来他被提拔为候补知府，然后到山东补用。当时黄河缺口，到处都是灾情，山东的巡抚丁宝桢知道他对水利有研究，请他去帮助治理黄河。他因治理黄河有功，调任候补道员，补山东济东泰武临道。

薛福辰研习医学书籍，精通各类学派。在光绪六年（1880 年）时，慈禧太后突患很重的病，下旨遍征各个地方的名医，李鸿章等保荐薛福辰。当时他还任广东雷琼道及调授督粮道，但因奉旨到宫内诊病而没有能到任。

当时宫廷内外都知道慈禧患的是叫作"血蛊"的病症，医生仅仅以治血蛊的方法进行治疗，因此很久都没能治愈。薛福辰从慈禧太后的脉象上看，也以血蛊论之，但是用药却以疏通补养之品为主，使慈禧之病痊愈，令当时名医叹服。他在宫中待了差不多两年时间，有名望的权贵都去找他看病，每天看病的人络绎不绝。光绪八年（1882 年）十二月，慈禧的病全好了，薛福辰因为治病有功，被封赏了头品顶戴，调补为直隶通永道。这年除夕，慈禧亲笔书"职业修明"和"福"字匾赐予薛福辰。同时还赐玉钩带、紫蟒袍一副，赏赐长春宫、宴体元殿听戏。

薛福辰为官政绩卓著，深受民众爱戴。所著医学书籍有《医学发微》《临症一得》等，均未完稿，现仅存文章《素问运气图说》。

薛宝田

薛宝田（1815—1885），字心农，江苏如皋人。薛氏出身世医之家，其曾祖父薛梅苑，在乾隆年间曾治愈乾隆皇帝十额驸的病。他的父亲在北京行医，颇有医名。薛宝田年少时跟随父亲在北京读书，学习各家学说，同时也学习医学。中年时，他在浙江担任磋尹（掌管盐产的小官），当地人经常请他看病。

光绪六年（1880年），慈禧太后生病，征召全国各地名医，薛宝田被保荐给慈禧太后，当时薛氏已经66岁了。他与马培之、汪守正、程春藻、薛福辰、仲学辂等一同为慈禧太后会诊。当薛宝田为慈禧太后诊脉以后，认为太后之病是由于郁怒伤肝，思虑伤脾，五志化火，不能荣养冲任，以致胸中嘈杂，少寐，乏食，短精神，间或痰中带血，大便或溏或结。太后之脉左寸数，左关弦；右寸平，右关弱，两尺不旺。薛宝田建议慈禧太后省心节劳，如此则身体自会大安。薛宝田等人在皇宫内当值43天，共为慈禧太后诊脉15次，处方20余首。慈禧太后称赞薛宝田看脉立方很稳妥。

薛宝田把这次为慈禧太后治病的经过、脉案等写成了《北行日记》一书，是研究宫廷医学的宝贵资料。

附：《北行日记》记载的光绪六年（1880年）薛宝田为慈禧太后诊病的经过

是日不垂帘。慈安皇太后正坐，皇上隔坐，内务府大臣皆跪。太医院堂官李德立引余与昴庭行三跪九叩首礼。礼毕，皇太后问余："何处人？"对以江苏人。问："多少年纪？"对："六十六岁。"问："从旱路来从水路来？"对："从海道来。"问："一路安静？"对："安静。"又谕："慈禧皇太后病要小心看。"对："是！"复随内务府大臣、太医院至长春宫。庭中花木与钟粹宫等，唯苹婆果树甚多，实将红熟。恭候慈禧皇太后召见。行礼毕，慈禧皇太后问何处人及年岁，对如前。内务府大臣、太医院跪左边，余与昴庭跪右边。

皇太后命余先请脉。余起，行至榻前。榻上施黄纱帐，皇太后坐榻中，榻外设小几，几安小枕。皇太后出手放枕上，手盖素帕，唯露诊脉之三部。余屏息跪，两旁太监侍立。余先请右部，次请左部。约两刻许，奏："圣躬脉息，左寸数，左关弦；右寸平，右关弱，两尺不旺。由于郁怒伤肝，思虑伤脾，五志化火，不能荣养冲任，以致胸中嘈杂，少寐，乏食，短精神，间或痰中带血，更衣或溏或结。"皇太后问："此病要紧否？"奏："皇太后万安。总求节劳省心，不日大安。"内务府大臣广奏："节劳省心，薛宝田所奏尚有理。"皇太后曰："我岂不知？无奈不能！"皇太后问："果成劳病否？"奏："脉无数象，必无此虑。"退下，仍跪右边。俟昴庭请脉毕，同太医院先出。随后薛抚屏、汪子常、马培之进，请脉。余与昴庭到太极殿东配殿，立方内。内务府大臣、太医院与诸医毕至方内，先叙病原，次论方剂。草稿呈内务府太医院与诸医，看后用黄笺折子楷书，进呈皇太后御览。所用之药，内务府大臣用黄签在本草书上标记。御览后，御药房配药。①

费伯雄

费伯雄（1800—1879），字晋卿，号砚云子，江苏武进孟河镇人，是孟河四大名医之一。出身于世医之家，博学通儒，由儒而医，德艺双馨，誉满江南。《清史稿》称："清末江南诸医，以伯雄最著。"

清道光年间，费伯雄两次应召入宫廷治病。在治疗皇太后的肺痈和道光皇帝的失音症时，取得了非常满意的疗效。道光皇帝赏赐费伯雄匾额和联幅，称其是"活国手"。

陈秉钧

陈秉钧（1840—1914），字莲舫，号庸叟，又号乐余老人，清末医家，浙江青浦县人。陈家世代业医，陈秉钧的祖父陈焘、父亲陈垣，皆为当地名医。陈秉钧自幼学习医学，无心于仕途。他刻苦攻读中医典籍，研究历代诸家之长，精研经方，通晓脉理，对内科、外科疾病的治疗多获奇效，人称"国手"。

① 薛宝田.北行日记［M］.郑州：河南人民出版社，1985：66-68.

他一生曾先后五次奉旨进宫，为皇族诊病。光绪二十四年（1898 年），因为戊戌变法的失败，光绪皇帝抑郁成疾，病势逐渐加重。朝廷征召全国各地名医进京为光绪皇帝诊病。陈秉钧亦被保荐。因为他精通脉理，精于辨证，处方用药平和，所以在太医院会诊时，一般都是以陈氏的处方作基础方，进行加减。经过一段时间的调治，光绪皇帝病情好转。光绪皇帝特敕封陈秉钧为三品刑部荣禄大夫，任命做御医，主要负责御药房事务，并赐匾额"恩荣五诏"。

陈秉钧还为孝钦皇后、慈禧太后等治过病，效果都很好。光绪三十四年（1908 年）陈氏迁到上海开设诊所，人称"御医"。传世著作有《四诊歌诀》《丸散备要》《医案拾遗》《女科秘诀大全》《御医请脉详志》等。

附：清朝力钧《崇陵病案》记载的光绪三十四年（1908 年）六月初九到六月二十四陈秉钧等太医为光绪皇帝诊病的病案之一

六月十一日，陈秉钧请得皇上脉右数而不平，右部亦带弦象，仍属阴虚于下，阳冒于上，每逢脉之数而不静时，必发遗泄为多。现在耳堵不清，挟湿火更为鸣响，腰痛不和，挟风阳更为肘掣。水亏则木旺，木旺则土虚，所以纳食运迟，大便溏泄，上盛下亏，头蒙发晕，足软气怯，谨拟清阴和里之法调理：生白术一钱五分，炒夏曲一钱五分，北柴胡三钱，覆盆子一钱五分，淡鳖甲四钱（水炙），抱木茯神三钱，煅龙齿一钱五分，制萸肉一钱五分，怀山药三钱（炒勿焦），煨天麻七分，陈皮一钱，生白芍一钱五分，引用莲肉七粒（去心）、桑梗四钱（酒炒）。

曹沧州

曹沧州（1849—1931），字智涵，名元恒，号沧州，江苏吴县（今江苏苏州）人。其祖父与父亲都精通医术。曹氏承继家学，精通《黄帝内经》《伤寒杂病论》及清代叶天士、薛雪、吴瑭、王士雄等著作。临床治病辨证审慎，用药轻灵，处方用药味少而力专。擅长内、外科。

光绪三十三年（1907 年），光绪皇帝病重，征召全国各地名医，曹沧州被召进京为光绪皇帝诊治。曹氏代表作有《戒烟有效无弊法》《霍乱救急便览》等。

张仲元

张仲元（1863—1939），字午樵，河北乐亭县人。张氏幼年聪明好学，因家境清贫，随父亲张祥云在北京行医，并在父亲的指导下博览医学典籍。他通过自己的刻苦努力，年稍长，技艺精湛，年轻时即入太医院，是清代最后一位太医院院使，光绪、宣统年间就职于太医院。

张仲元多次为光绪皇帝和慈禧太后治病。刚开始进入太医院的几年，张仲元并不知名。有一次，因为慈禧太后患了左臂不能屈伸之病，经过多名御医进行治疗，都没有治愈。御医们束手无策，后经张仲元进行治疗，应手起效。张仲元因而医名大震，被重视和提拔。

张仲元治病不仅用药物，有时也采用药酒和饮食。例如：光绪三十二年（1906年）九月，慈禧太后出现耳鸣、眩晕、恶风、谷食不化、步履无力等症状。张仲元诊得脉象为左脉沉弦而细，右寸关沉滑，认为是由肾元素弱，脾不化水，郁遏阳气所导致的，就采用了理气化饮之法进行治疗，并用药酒方和饮食进行调理。

宣统元年（1909年），张仲元被提拔为太医院院使，配花翎五品顶戴，兼上药房值宿供奉官。此间，他曾提出过改革太医院制度，获得批准。后来改为花翎四品顶戴。1920年，张仲元迁任督办清察管理太医院事务大臣，为花翎三品顶戴。后闲居寓所如不及斋，1939年逝世。

附：张仲元医案一则

光绪某年七月十八日巳刻，庄守和、杨祭和、张仲元请得皇上脉息左寸关沉弦力弱，右寸关沉细而软，左尺微弱，右尺稍见神力。夜间丑寅之时，大便二次见溏，有时肠鸣，腹痛。精神懒倦，面黄形瘦，耳鸣觉堵。乍遇新凉，咽间发紧。喉中味咸，有时作嗽，久立腰疼，腿膝空酸，筋脉觉皱，足踝骨痛，四肢寒凉，手仍发胀。谷食尚可，消化太慢。今议仍用参苓白术散早服二钱，米汤调服，四神散晚服二钱，红枣肉七个，生姜三片，煎汤调服，缓缓调理。

七月十九日巳刻，庄守和、杨祭和、张仲元请得皇上脉息左寸关沉弦力弱，右寸关沉细而软，左尺微弱，右尺神力稍好。今早大便一次，先稠后稀，有时肠鸣，微觉腹痛。精神懒倦，面黄体瘦。耳内发堵，时而蝉鸣。偶作咳嗽，中脘嘈杂，言多气怯，中州较空。手仍发胀，筋脉欠和，四肢寒凉，腰腿酸疼，不耐久坐久立。谷食虽香，消化太慢，今议仍用参苓白术散午服二钱，米汤调服，四神散晚服二钱，红枣肉七个，生姜三片，煎汤调服，缓缓调理。①

李崇光

李崇光，清末任职于太医院，担任左院判之职。李氏在光绪二十八年（1902年）的时候为慈禧太后看过病，宣统元年（1909年）的时候为隆裕太后看过病。

清代重视医学教育，在太医院内设培养医学人才的学校——太医院教习厅（之后更名为医学馆），学生们在学习医学知识的同时也学习算学、英语、理化、西医等课程。李崇光在此担任过教习。在教学内容上，他是一位保守主义者，认为"西医不可擅用，人才毋庸自储"。他反对学生们学习除了医学之外的课程。

赵文魁

赵文魁（1873—1934），字友琴，浙江绍兴人。祖上三代御医，到赵文魁的时候已经在北京居住了九代，都以行医为业。他的祖父在太医院供职，父亲赵永宽是光绪前期的御医。赵文魁年少的时候就在父亲的指导下诵读中医经典。17岁的时候，他的父亲病故，赵文魁进入太医院。

光绪二十五年（1899年），慈禧太后去东陵，太医院医官随行。慈禧太后突发高热，因为值班御医不在，只有赵文魁在，当时他只是"吏目"，被召为慈禧太后诊治。第二天，慈禧太后的热就退了，几天后痊愈。随后赵文魁破格晋升为御医。第二年，又被晋升为太医院院使，主要负责太医院事务。到了宣统年间，晋升为

---

① 陈可冀. 清官医案研究（下卷）[M]. 北京：中医古籍出版社，2003：1785.

一品太医院院使，管理太医院事务，同时兼管御药房、御药库。赵文魁成为清代最后一任太医院院使。

有一次慈禧太后出现鼻衄，赵文魁采用疏解清热的方法治为其愈；另一次采用和胃分利的方法，治愈了慈禧太后的下痢；还曾经采用清肝调胃的方法，治愈过慈禧太后的食后作呕；采用调气和胃的方法，治愈过慈禧太后的痰食积滞。赵文魁为溥仪治愈了中焦风热证，也曾为淑妃治疗过腹痛、肝热等病症。

清亡以后，赵文魁离开太医院。1924 年，他在北京悬壶济世，诊所号"鹤伴吾庐"，患者络绎不绝。20 世纪 30 年代初，北京猩红热流行，他出入患者家中诊治，不幸染疾而早逝。他的儿子赵绍琴是北京中医学院（现北京中医药大学）教授，将赵文魁的治疗经验整理成《赵文魁医案选》和《文魁脉学》。

赵文魁身为御医，博采众家，法古而不拘泥于古人，在脉学、温病、杂病等多方面都有独到见解，在四诊中擅长脉诊。他认为病皆根于内而形诸外，症或有假，但是脉无假而可诊其本。如果能够在诊脉上下功夫，临床治病一定可以切中病机而不用担心误诊、误治。由此逐步形成了他辨脉求本的学术思想。赵文魁精于李时珍脉学，以表、里、虚、实、寒、热、气、血八纲统领 27 脉，并提出了浮、中、按、沉诊脉四法。

赵文魁擅长治疗温热病，认为温热病是由于内热久郁，再感温邪，内外邪气相合，所以出现高热、神昏，甚则谵语。对于高热的患者，不能专用寒凉的药物，因为寒可使血脉涩而不流，温药可消而去之。寒凉药用得太多，会出现冰伏其邪，加重内郁，导致热邪不能出来，出现邪入营血的险症。

高热初起，邪在卫分，可用辛凉清宣疏卫之法，调肺气，使三焦通畅，营卫和谐，患者微微汗出而愈。如果邪热内传，但是还没有完全入气分者，可以疏调卫气为主，稍微加一些清气的药，使邪气由卫分宣散而出。如果热邪全部进入气分，可以大胆清气，但也必须稍微加一些疏卫之药，使邪气有外透的机会。当邪热入营的时候，可以采用透热转气的办法，不能只用凉营清热的药物，应该观察兼邪的所在，对于食滞的患者要消食，痰结的患者要化痰，瘀阻的患者要行瘀，湿郁的患者要化湿，使体内分毫无滞，气机才可畅达，这样里热就可以逐出气分而解。

赵文魁治疗温病的经验和理论，符合临床实际，能够有效指导温病的治疗，防止疾病被机械地划分卫、气、营、血几大病程，揭示了卫气营血辨证的内涵。

韩一斋

韩一斋（1874—1953），名善长，晚年号梦新。少年时韩氏就在太医院医学馆学习医学，太医院院判李子余是他的老师。在太医院学习4年后，韩氏留在太医院当医生。清亡以后，韩氏在北京市府右街石板房胡同开诊所，由于医术高超，患者很多，他在北京业医有50多年的时间，享有盛誉。

韩氏擅长治疗肝郁，对于肝气横逆犯脾胃致病，多采用疏肝理气的方法，青皮、陈皮、柴胡、郁金、香附、苏梗等是他常用的药。对于阴虚肝热的患者，韩氏临证多采用清肝育阴的方法，女贞子、墨旱莲、生地黄、杭白芍、牡丹皮、阿胶珠等为常用之药。肝阳上亢的患者，则采取平肝降逆的治疗方法，多采用代赭石、生牡蛎、旋覆花、白蒺藜、羚羊角、钩藤、炒僵蚕、紫贝齿、茯神、瓦楞子、磁石等药物。肝气郁久化热、肝火上炎的病症，多采用泻肝清热的治疗方法，黄芩、芦荟、知母、栀子、青黛、夏枯草、龙胆草、连翘等是他常用的药。

韩氏认为治疗脏腑虚损，要重视脏腑之间相生相克的关系，综合分析，不要急功近利，顾此失彼，如果用药不当，反而对患者造成伤害。治疗疾病的时候医生应该详查患者的病情。如果是标本都虚的虚证要用补法，标本皆实的实证要用泻法。当遇到标实但本虚，或者本实但标虚的时候，要舍本从标，或者舍标从本。

韩氏认为："凡降者必先升，但升者不使过高，降者宜求其缓。降其蕴邪，驱其滞热，升其不足，以补其正，斯为得之。"当采用升法治病的时候，要把握分寸，以适度为宜。对于久病或者虚弱的患者，采用通降的方法治疗疾病的时候，要注意缓和稳妥，不要用药太猛，以防伤患者的正气。遇到久病、重病者，患者表现出邪实正虚的时候，单纯采用攻法或者补法都比较困难，这个时候应详细审查患者的标本虚实，采用标本兼顾的方法。临床治病一定要灵活，法无定法。

对于虚损的治疗，韩氏主张要别阴阳、五脏、气血，照护脾肾二脏。对肝阴不足的患者，可用茺蔚子、女贞子、阿胶、杭白芍、生地黄等；肝阳不足的患者，可用枸杞子、楮实子、山茱萸等；心阴不足的患者，可用麦冬、阿胶、丹参、玄参等；心阳不足的患者，可用黄芪、当归、桂枝、茯苓、人参、石菖蒲等；脾阴不足的患者，可用莲子肉、生山药、生薏苡仁、生杭白芍、白扁豆等；脾阳不足的患者，可用升麻、藿香、茯苓、苍术、人参、白术、陈皮等；肺阴不足的患者，可用麦冬、天冬、北沙参、百合、阿胶等；肺阳不足的患者，可用黄芪、升麻、五味子、人参、蛤蚧、益智仁等；肾阴不足的患者，可用金樱子、补骨脂、桑寄生、熟地黄、杜仲、续断、沙苑子、枸杞子、黑桑葚等；肾阳不足的患者，可用熟附子、肉桂、巴戟天、锁阳、山茱萸等。有血证的患者，可用桃仁、红花、三七、花蕊石、醋炒大黄、姜黄、牛膝、蒲黄、炒五灵脂等。

对于呕吐的患者，韩氏主张要辨别病因，分清表闭、内热、湿郁、暑邪秽浊的不同，辨证对治。肝胃郁热导致的呕吐，可用陈皮、黄芩、法半夏、竹茹、砂仁、黄连、吴茱萸等药物；命门火衰，脾胃气虚导致的呕吐，可用附子、肉桂、硫黄、干姜、荜茇、吴茱萸等药物。

力钧

力钧（1855—1925），字轩举，号医隐，福建省福州人。他幼年开始学医，光绪十六年（1890年），到北京参加会试，没有考中，在北京琉璃厂买了十多种明版医书，并在天津、上海等地买了很多新版医书回福建。光绪二十年（1894年），礼部宣召力钧到北京为达官显贵医病，医声很盛，很多人请他留在北京行医，但他以母亲生病为由，回到了福州。

光绪二十九年（1903年），力钧担任商部保惠司郎中，全家搬到北京，一边做官，一边行医，医术深得皇室贵胄的信赖。有一次慈禧太后生病，经过庆亲王奕劻的推荐，力钧到乐寿堂为慈禧太后诊脉开方，效果显著，慈禧见力钧长得慈眉善目，很高兴，给了他很多奖赏，同时赐力钧加四品卿衔。

有一次，光绪皇帝诏力钧到涵元殿看病。吃了力钧的药，光绪病情有所好转。慈禧太后心中不满，对力钧说："力能回天，尚能不死？"力钧害怕惹火上身，称病在家，内监到他家来探视生病是真是假，力钧事先让人放血在痰盂中，让人看了以为他患了痨病，通过这个法子，才瞒过了内监。

力钧将他为光绪皇帝、慈禧太后及庆亲王等诊治的过程整理为《崇陵病案》一书。

袁鹤侪

袁鹤侪（1879—1958），名琴舫，字其铭。14 岁时，父母因为患热病去世，所以袁氏就立志学医济世。1903 年，他到京师大学堂医学馆学习中医，废寝忘食，勤奋刻苦，打下了坚实的医学基础。1906 年，袁氏以优异的成绩考入清太医院，担任过慈禧太后随侍御医，同时兼任医学馆教习。

按照袁氏当时的年龄，本不足以供职于太医院，因为据《太医院晋秩纪实碑》的记载，除非因为蒙恩特赏御医之外，挨次递升到御医的人，一般都会年过五十了。所以当时的袁氏进入太医院，是被破格录用的。辛亥革命以后，袁氏担任过内城官医院内科医长。民国时期，为了抗争南京国民政府的"废止中医案"，袁氏联名请愿，奋力抗争。抗日战争时期，北京沦陷，袁氏隐居寓所，不为日寇治病，当局经常来刁难他。当无米下锅的时候，他则会静坐吟诵古诗词歌赋，以此抒发爱国情怀。

1933 年，施今墨请袁氏出任华北国医学院教授。对于治学，袁氏坚持实事求是的学习态度。他常告诫学生要严格要求自己，努力学习，身体力行。他认为学习中医，入门的时候可以选读陈修园的《医学实在易》《医学从众录》《伤寒论浅注》，吴鞠通的《温病条辨》，李时珍的《濒湖脉学》等书，为临床应用打下基础。如果要通达医理，就要精研《黄帝内经》《难经》《脉经》等经典，再逐渐学习《伤寒论》《金匮要略》《千金方》《外台秘要》《神农本草经》《本草纲目》等书，以及金元四大家的医籍等。如此循序渐进地学习，才能全面、系统地掌握中医理论，进而深入临床，运用所学，假以时日，就能做到灵活变通。

袁氏认为中医学学术的建设发展要重视三点：①整理编辑古典医籍；②搜罗中医人才；③重视中医教育，筹办高等中医院校和医院等。对于中西医结合，袁氏认为，在医术方面，可以发展速成结合，这样可以收到速效；在学术方面，要从根本理论做起，这样才可以融会贯通。

袁氏重视研究中医理论，对于中医气化学说、天人相应等都有独到见解。他认为临床诊病一定要明白阴阳之理，这样才能获得满意的疗效。他精研《伤寒杂病论》，如他对桂枝汤的加减有深刻认识："桂枝汤以桂、芍分治荣卫。卫出下焦，太阳火弱而卫虚者，则加桂；荣出中焦，脾阴不足而荣虚者，则倍芍；下焦阳衰而寒甚者，则加附子；中州阴虚而邪热者，则加大黄……方加减之妙也。"袁氏擅长治疗温病，研究温病的时候，他把张仲景立法之意和诸家学说进行融合。

袁氏对于内科杂病，有丰富的实践经验，擅长治疗肝病、结石、痨瘵、疟疾等。对于结石的治疗，他开创了温通止痛、甘缓和中、开郁清肺、养血清热等方法，遵循先疏通、欲祛邪先扶正、欲利先清、欲降先升等治疗原则。对于痨瘵患者的治疗，他总结了养血疏肝、滋补肝肾、温补肾阳、清心养肺、益阴清热、益肺补心、健脾除湿、清胃滋脾、益气补肺和培土生金等方法，重视空气疗养的作用。

治疗疟疾，袁氏指出小柴胡汤加减是非常有用的方剂。他认为，疟疾患者出现寒热往来，要辨别寒热的多少，以此作为遣方用药的依据。当患者出现寒热多少相等，诊脉左弦、右关脉虚的时候，用小柴胡汤效果最好。当患者恶寒重时，可加柴胡、青皮、酒黄芩。服药的方法采用一剂分为 3 次服，在疟疾发作之前服用。如果患者热多寒少，这个时候可以重用黄芩而减少柴胡的用量。但是如果患者不头痛而腹胀，可以加炒白术、草果、茯苓等。因为患者出现腹胀，是由于湿邪，所以用茯苓、白术等可以祛湿。但是如果患者是但热不寒的温疟，就不可以用小柴胡汤加减了。对于经闭的患者，袁氏主张通经的时候一定要注意开源，要固护患者的脾胃。

袁氏诊病，兢兢业业，详察病情，谨慎用药，法古而有创新，药味看似平淡却有出奇制胜的功效。对于疑难杂症的治疗，很有建树。

袁氏的代表作有《伤寒方义辑粹》《温病概要》《温病条辨选注》《医术经谈》《袁氏医案》《中医诊疗原则》《痨瘵概要》等，他还参与过修订、重刊《医统正脉》等一大批中医古籍的工作。袁氏素负盛名，新中国成立后，毛泽东、周恩来、刘少奇、朱德等党和国家领导人多次接见过他。

清代名医

王清任

王清任（1768—1831），字勋臣，直隶玉田（今河北玉田县）人，清代医学家。王氏少习武，纳粟得千总职位，为人耿直，好主张正义。20 岁左右开始学医，后行医于北京，名噪一时。

王清任广采众家之长，著《医林改错》一书，书成于 1830 年。王氏发现"古人脏腑论及所绘之图，立言处处自相矛盾"，认为："著书不明脏腑，岂非痴人说梦？治病不明脏腑，何异于盲子夜行？"遂有心更正脏腑解剖部位的错误。他在阐述撰写《医林改错》的目的时说："今余刻此图，并非独出己见，评论古人之短长，非欲后人知我，亦不避后人罪我，唯愿医林中人，一见此图，胸中雪亮，眼底光明，临证有所遵循，不致南辕北辙，出言含混，病或少失，是吾之厚望。"

王清任行医于河北滦州地界，见义冢中因瘟疫而死之小儿，因用席裹半埋，被犬所咬，脏腑露于外，王氏不避污秽，清晨必往检视，10 余天一共观察了 30 余具尸体，明白了人体脏腑的具体解剖位置。只是胸中膈膜，因其菲薄，又被犬咬所破坏，不能明断，所以挂记于心。有一次观察两个行刑的死囚犯，因为膈膜已破，仍然没有能够看到。后遇江宁布政司恒敬公，此人曾经镇守哈密，带兵于喀什噶尔，见过很多被诛戮的死尸，对横膈膜知道得很详细。王清任喜出望外，就去叩拜恒敬公。恒敬公详细地向王清任描述了横膈膜的位置和特征。

王清任画出《脏腑图记》，并著成《医林改错》一书。在这本书中，较为准确地记载了胸腹腔内脏、血管等的解剖位置，纠正了过去医书中的错误。此书绘出"古人脏腑图"以及"亲见改正脏腑图"，以进行比较。例如：古人认为肝左三叶，右四叶，凡七叶。王清任通过对人体的观察，指出"肝四叶，胆附于肝右边第二叶，总提长于胃上，肝又长于胃上，肝又长于总提之上，大面向上，后连于脊。肝体坚实，非肠、胃、膀胱可比，决不能藏血"。古人认为肺有六叶两耳，凡八叶二十四管。王清任则指出："肺管至肺分两杈，入肺两叶，直贯到底，皆有节。管内所存，皆轻浮白沫，如豆腐沫，有形无体。两大叶大面向背，小面向胸，上有四尖向胸，下一小片亦向胸。肺外皮实无透窍，亦无行气之二十四孔。"王清任提出了"灵机记性不在心在脑"的新理论，是其对大脑功能的新认识，《医林改错》言："两耳通脑，所听之声归于脑……两目系如线，长于脑，所见之物归于脑……鼻通于脑，所闻香臭归于脑……"

王清任善于使用活血化瘀的方法治疗各种临床杂症，疗效显著。《医林改错》全书载方33首，其中活血化瘀方占22首，又有6首方以"逐瘀"命名：通窍活血汤、血府逐瘀汤、膈下逐瘀汤、少腹逐瘀汤、身痛逐瘀汤、通经逐瘀汤，是王清任创立的著名活血化瘀方。《医林改错·方叙》言："立通窍活血汤，治头面四肢周身血管血瘀之症；立血府逐瘀汤，治胸中血府血瘀之症；立膈下逐瘀汤，治肚腹血瘀之症。"

通窍活血汤可用于治疗脱发、眼疼白珠红、酒糟鼻、耳聋年久、白癜风、紫癜风、紫印脸、青红脸如墨、牙疳、出气臭、妇女干劳、男子劳病、交节病作、小儿疳证等症。

血府逐瘀汤可用于治疗头痛、胸痛、胸不任物、胸任重物、天亮出汗、食自胸右下、心里热（名曰灯笼病）、瞀闷、急躁、夜睡梦多、呃逆、饮水即呛、不眠、小儿夜啼、心悸怔忡、夜不安、肝气病、干呕、晚发一阵热等症。

膈下逐瘀汤可用于治疗积块、小儿痞块、痛不移处、卧则腹坠、肾泻、久泻等症。

少腹逐瘀汤可用于治疗少腹积块疼痛；或有积块不疼痛；或疼痛而无积块；或少腹胀满；或经血见时，先腰酸兼少腹胀；或经血一月见三五次，接连不断，断而又来，其色或暗、或黑、或块、或崩漏，兼少腹疼痛，或粉红兼白带；或用于种子。

若患者有肩痛、臂痛、腰痛、腿痛，或周身疼痛等痹证表现，用逐风寒、祛湿热、滋阴等方法皆不效时，应考虑有瘀血之证，可用身痛逐瘀汤进行治疗。

通经逐瘀汤用于治疗痘疹痘形攒簇，蒙头覆釜，周身细碎成片，或夹疹夹斑，浮衣水疱，其色或紫、或暗、或黑，其症或干呕、烦躁、昼夜不眠，逆形逆症等，此皆是瘀血凝滞于血管。

王清任所创立系列逐瘀汤，主要用药包括桃仁、红花、当归、川芎、赤芍等活血化瘀之药。

王清任在儿科方面多有建树。抽风一症古人认为是由于中风所致，王清任指出这是一种错误的认识。《医林改错·论抽风不是风》言："项背反张，四肢抽搐，手足握固，乃气虚不固肢体也；两目天吊，口噤不开，乃气虚不上升也；口流涎沫，乃气虚不固津液也；咽喉往来痰声，非痰也，乃气虚不归原也。如不明此理，试看高年人，久病寿终时，或项强身重，或露睛天吊，或牙紧流涎，或痰声拽锯，或冷汗淋漓，一派气脱之症，明明显露。"对于小儿抽风一症，王清任创立了可保立苏汤。

对于小儿痘疹，王清任认为，痘非胎毒，乃胞胎内血中之浊气，"儿在母腹，始因一点真精凝结成胎，以后生长脏腑肢体，全赖母血而成，胞胎内血中浊气，降生后仍藏荣血之中，遇天行触浊气之瘟疫，由口鼻而入气管，由气管达于血管，将血中浊气逐之自皮肤而出，色红似花，故名天花，形圆如痘，故名曰痘"。（《医林改错·论痘非胎毒》）认为痘是胞胎内血中之浊气遇天行之瘟疫而成，应该用祛除瘟毒的方法来治疗，乃立通经逐瘀汤治疗痘疹。

对于小儿半身不遂之症，王清任认为小儿患伤寒、瘟疫、痘疹、吐泻等病，出现元气亏虚，面色青白，以致手足不动，严重的会出现手足痉挛，周身好似泥塑，原因皆为气不达于四肢，所以不应以风论治。王氏创立补阳还五汤，重用黄芪四两补气，治疗此症。

小儿疳证，古人认为可以分为脾疳、疳泻、疳肿、疳痢、肝疳、心疳、疳渴、肺疳、肾疳、疳热、脑疳、眼疳、鼻疳、牙疳、脊疳、蛔疳、无辜疳、丁奚疳、哺露疳19种，常见症状表现为尿如米泔、午后潮热、日久青筋暴露、肚大坚硬、面色青黄、肌肉消瘦、皮毛憔悴等。王清任认为在应用大寒清热之药治疗疳证没有效果的时候，可以从瘀血论治。《医林改错·通窍活血汤所治症目》言："午后潮热，至晚尤甚，乃瘀血也。青筋暴露，非筋也。现于皮肤者，血管也。血管青者，内有瘀血也。至肚大坚硬成块，皆血瘀凝结而成。"王氏以通窍活血汤通血管，血府逐瘀汤治午后潮热，膈下逐瘀汤祛积块。

王清任认为小儿脑髓的发育有一段过程，《医林改错·脑髓说》言："小儿初生时，脑未全，囟门软，目不灵动，耳不知听，鼻不知闻，舌不言。至周岁，脑渐生，囟门渐长，耳稍知听，目稍有灵动，鼻微知香臭，舌能言一二字。至三四岁，脑髓渐满，囟门长全，耳能听，目有灵动，鼻知香臭，言语成句。"

近两百年来对《医林改错》的争论一直是见仁见智。王清任自己也担心《医林改错》刊行以后，会不被人理解："余于脏腑一事，访验四十二年，方得的确，绘成全图。意欲刊行于世，唯恐后人未见脏腑，议余故叛经文；欲不刊行，复虑后世业医受祸，相沿又不知几千百年。"《医林改错》所记载的脏腑解剖位置在今天已经没有太多的价值，但是他所创立的补阳还五汤、血府逐瘀汤、通窍活血汤、膈下逐瘀汤、少腹逐瘀汤、身痛逐瘀汤等为现代多版中医《方剂学》教材收录。现代医家也多用王清任的活血化瘀方治疗心脑血管等方面病症以及各种疑难杂症，常获得较好效果。

陈邦贤在著《中国医学史》中评论王清任："王氏订正古书的错误，颇具功绩；和唐容川、邓笠航等假中西医会通的美名，倡向壁骑墙的谬说，不可同日而语。但是后世对于王清任毁誉参半，因为他论药立方，以血液为病源，以逐瘀为疗法，殊多偏谬的见解。"①

---

① 陈邦贤. 中国医学史［M］. 北京：团结出版社，2011：159.

曹显宗

曹显宗，生卒年不详，字思皇，通州人。少年时敏而好学，有远大抱负。曾经得到过异人的传授，精于医术。喜欢江南山水，长年出游在外，不轻易为人治病，但遇到危重症患者，请他治疗，效果非常好。他不善应酬，常人亦不敢轻易登门拜访。晚年其志性更加超迈，72 岁时无疾而终。流传医书《脉诀》1 卷，言简意赅，易于诵读。

何之璜

何之璜，生卒年不详，字天一，大兴人。曾经做过福建建安县丞，归乡后，留心岐黄之术，活人甚多。流传著作有《矜情录》。

卫公孙

卫公孙，生卒年不详，字述先，通州人。精于医学，留有著作《经血起止》。

李近宸

李近宸，生卒年不详，字鹄亭，密云新城村人。进试未第，于是发愤研究医学，研习长达 30 余年的时间，很有心得。远近求诊的患者很多，效果显著，人称"李神仙"。流传著作有《医学自迩》《启蒙》。

有一人患病年余，延医诊治，没有效果。这年祁州庙会的时候，延请李近宸诊治。李氏观察其人脉象平和，认为本来没有病。但是患者已经出现垂危的征象，李氏仔细思考，认为是患者服药过多，导致中毒。于是用了甘草四两，患者服药后马上病就好了。所以人们尊称李氏为"神仙"。

陈典

陈典，生卒年不详，字驭虚，北京人。《清稗类钞》记载，陈典不好仕宦，少年时喜欢医方，无所不通，在治疫方面非常有名望。凡是患疫病的人一听说陈典来看病，就庆幸自己不会死了。

清康熙年间，北京城经常出现大疫，疫情从春天持续到秋天。有一侍郎游北京城，其仆人患了疫病，请陈典诊治。陈典令人去买一些冰，储存在大缸中，让患者尽情饮用。患者一会儿就把冰水喝光了。等到傍晚的时候，陈典又用药下之，患者汗如雨注，疫病就痊愈了。侍郎问是什么原因，何以用此独特的方法能够治愈疫病。陈典回答说：这个道理不是一般的医生能够知道的。本地人养畜，食腥膻，污垢流溢到沟街，但是北京城河久埋，没有广川大壑能够将其污秽冲走。春天的时候，地气上达，雨水很多，加之太阳蒸晒，秽污之气集聚，而易发疫病。冰水之气厉而下渗，非此不足以杀其恶。所以古代的人藏冰，用于宾食丧祭，而老疾之人亦可受用。我取的正是这个用意。

丁德恩

丁德恩（1854—1917），一名庆三，回族，北京人。少年时期在北京德胜门外马甸牧羊、读书，长大后在北京崇文门外某羊肉案掌案。崇尚医道，擅长疡科，对明代陈实功的《外科正宗》烂熟于心，自己制作白降丹、红升丹等药。曾经义务为附近回民治病。后在北羊市口一座小木楼内开设"德善医室"，擅长治疗各种皮肤病和外科病。常见的外科疮疡、发背、疖肿、疔毒、恶疮等，他几次就能治好。就诊的患者很多，人称"外科小楼丁"。中医名家赵炳南、哈锐川、余光甲等，均为其弟子。有《德善医室疡科效方》传世。

有文献记载："道光、咸丰以来，京师行医者，士人绝少，多为回族人主之，外科尤甚。"丁德恩是其中的佼佼者。丁氏乐善好施，和蔼可亲，人们尊称他为"丁三巴"（"巴"就是"爷"的意思）。他有一件有名的马褂，遇到患者经济困难需要帮助，自己手头钱紧的时候，就让人把马褂送到关帝庙街天兴当铺，换钱来救济别人。等到日后有钱了，再到当铺赎出马褂。

对于穷苦的患者，丁氏不仅不收医药费，有时还掏钱买药或者资助患者谋生。对患疮疡需要手术治疗而没有饭吃的患者，经常给他们饭费，等患者吃完饭以后再做手术。有时遇到开刀时脓液排出不畅的患者，丁氏就用口吸脓液，促使脓液排净。

著名皮肤科专家赵炳南是丁德恩的弟子。光绪末年的一天早晨，丁氏走在街上，看到一个面黄肌瘦、衣衫褴褛的小男孩在烧饼炉旁借余热取暖。他上去询问，才知道这个小孩是孤儿，好几天没吃饱饭了。于是，他把小男孩领到自己的诊所，给他饭吃。丁德恩观察到这个小孩有几分才气，就把他留在家中收为弟子，悉心传授医术。这个小孩就是后来知名的中医皮肤病专家赵炳南先生。

段馥亭

段馥亭（1892—1959），出身于中医世家，祖上六代都精于外科。自幼秉承家学，精通中医外科理论，临床治病主张内外兼治，对骨结核、淋巴结核、皮肤顽癣、乳腺癌和外科疑难杂症有独到的治疗经验，是北京有名的外科医生。弟子有段凤舞（段馥亭之子）、赵永昌等。

附：医案一则

刘某，男，27岁，由右大腿内侧起蔓延至小腿踝部有一红线，微感发热及胀痛，饮食、二便正常，舌红、脉弦。此为肝火蕴结、血凝毒滞，虽仅一日余，来势匪轻，急宜清解托毒之剂主治。

1. 先沿红线用三棱针放血及针刺十余处，再上五味去湿散。

2. 内服夺命汤加减：银花八钱、赤芍三钱、黄连二钱、僵蚕一钱半、防风一钱半、蝉蜕一钱、泽兰二钱、青皮一钱、川牛膝二钱、甘草一钱。

此症治一次痊愈。

王润吉

王润吉，生卒年不详，北京人，清朝末年著名儿科专家，人称"小儿王"。其子王子仲（1880—1953），名文通，亦擅长儿科，与其父并称为"小儿王"。王氏用药特色鲜明，可以很快治愈各种小儿急病，并且用药的价格便宜，深得患者的喜爱。王氏创办"体生堂"，每日诊所外门庭若市。

徐右丞

徐右丞（1864—1956），名树弼，原籍湖南长沙，出身于中医世家，自幼秉承家学，钻研医术。早年追随孙中山先生革命，曾经做过大元帅府医药顾问。

徐右丞民国初期时到北京，参加政府考试，取得中医第一名的优异成绩。后悬壶济世于北京城南半截胡同，以后又迁到绒线胡同，抗日战争爆发以后迁到安福胡同。徐右丞是北京中医学会的创始人之一，也是中医学会顾问、文史馆馆员。

徐右丞医术精深，医德高尚。他的诊所每天都有很多患者，有人为了能够找他看病，甚至通宵守候在诊所的外边。徐氏开设了贫民号，对于贫穷的患者，不仅不收诊费，而且还赠送药物。徐氏处方简单明了，深得老百姓的信任与好评，在老百姓中有很高的声誉。

徐右丞擅长治疗肿瘤及各种杂病。对于肿瘤的治疗，他强调辨证论治的重要性，分清疾病的虚实，辨明肿瘤的部位，采取攻补兼施的方法，疗效很好。实证者采用清热解毒、化腐消痈的方法，虚证者采用益气扶阳、滋阴养血的方法，同时加以化痰软坚。化癥回生丹、龙马自来丹、一粒止痛丹、梅花点舌丹、西黄丸、醒消丸、蟾酥锭等成药，也是徐氏治疗肿瘤的常用药。

在临床治疗中，徐氏留下了一些有效的经验方。比如，对于子宫肿瘤患者的治疗，以《温病条辨》中的化癥回生丹进行加减，汤药和丸剂并用。

对于妇科疾病的治疗，徐氏以四物汤为主。阴虚血脱者，以四物汤加人参、黄芪；气虚血亏者，以四物汤加黄芪、炙甘草、肉桂；气血俱虚者，以四物汤去川芎，加黄芪、远志、肉桂、五味子等；胞宫虚寒者，以艾附暖宫丸进行治疗；血络瘀滞者，以桃红四物汤等进行加减；肝虚发热者，以四物汤加地骨皮、牡丹皮，或者以四物汤加黄芩、艾叶、阿胶，或者以四物汤加黄芪、地骨皮等进行治疗；肝虚火旺者，以芩连四物汤或者知柏四物汤进行治疗；肝血虚寒者，以胶艾四物汤或者艾附四物汤进行治疗；肝虚火衰者，以桂附四物汤加减；肝气郁结者，主用逍遥散等进行治疗。

对于肺癌的治疗，徐氏常用《千金方》苇茎汤，重用鲜苇茎；对肺痈，采用理肺、肃肺、解毒的方法，重视调理脾胃，培补后天之本；对冠心病，采用解郁通达、化瘀行气的方法，扶正培本，常用瓜蒌薤白散、菖蒲郁金汤等；对带状疱疹，采用清热凉血、活血通络、养血散风、解毒等方法进行治疗，用成药紫金锭研粉后加入麝香、冰片等外敷，可以消肿，防止皮肤溃破。

冯济卿

冯济卿（1874—1964），名怀宽，北京人。幼时在私塾学习四书五经，长大后在太医院医学馆学习中医。冯氏学识渊博，医学造诣很深，对方药的研究很有见地。他在光绪末年就职于太医院。先后担任过太医院医士、吏目。民国初年，悬壶于北京崇文门外东河槽2号寓所。代表作有《难经浅说》《临证疏义》《医论宜言》等。又有为他整理的《冯济卿医论集粹》传世。

冯氏在妇科方面很有造诣，对于经带胎产的治疗很有见地，擅长治疗月经不调等妇科疾患。对于妇科疾患的治疗，冯氏重视调理脾胃。脾是生化之源，心统经脉之血，心脾和则体健。如果七情内伤，外感六淫，可损伤患者的脾胃，出现气血不和，影响任脉、冲脉的正常生理功能，从而发生疾病。对于妇女带下病，冯氏认为多是由于肝郁脾虚所导致。当患者出现肝郁的时候则会导致气滞，脾虚的时候会出现气陷，水谷精微不能化生营血，反成带下之证，治疗的时候可以采用疏肝健脾的方法，药物多用黄芪、党参、当归等。

对于妊娠咳嗽，冯氏认为病机主要是阴虚、风寒、痰饮等。当患者出现阴虚火动的时候，常常是由于怀孕之后，触犯了外邪，导致咳嗽，没有进行及时的治疗，导致邪气留连，以致肺金不能生肾水，肾阴不足，虚火上炎而熏蒸肺，所以出现咳嗽。这种咳嗽一般是久嗽不止，而且有白天轻、夜间重的特点等。治疗的时候可以采用麦味地黄丸滋肺肾之阴。对于风寒外束的患者，因为受孕以后，孕妇表虚，但是感受了风寒之邪，起居不当，导致体虚，出现卫气不固，荣卫不和，风寒之邪乘虚而袭，肺部受邪，所以出现咳嗽。咳嗽的时候伴发热、恶寒、嚏唾、痰涎等外感症候，这个时候可以用桔梗汤加减治疗。对于有痰饮的孕妇，因为痰饮上泛，孕妇如果素体脾弱，就会出现脾胃运化水湿无力，清浊之气不能正常升降，郁积体内，遇阳煎而成痰，遇阴蓄而成饮，痰饮之邪上逆就会出现咳嗽。这种咳嗽多有漉漉有声的症状，这个时候可以用二陈汤加枳壳、桔梗等进行治疗。

对于内科、儿科杂病，特别是小儿惊风、腹泻等，冯氏治疗时亦往往有神效。

佟阔泉

佟阔泉（1890—1962），字成海，北京人，出身御医之家，其父佟文斌曾经担任过清太医院御医。末代太后隆裕临终之前就是其父佟文斌与张仲元两位太医为她诊脉的，当时的病案记载是这样的："皇太后脉息左寸关浮散，尺部如丝。症势垂危，痰壅愈盛，再勉拟生脉化痰之法以冀万一。"

佟氏少年时代就跟随父亲学习，并就读于太医院医学馆。18 岁那年，考入了太医院医学馆习医，之后成为太医院医士。1912 年以后，担任过溥仪等人的随从医生，并在京悬壶济世。

佟阔泉擅长治疗妇科及内科杂病，对于肝病的治疗深有体会。平肝、和肝、柔肝、养肝、镇肝、疏肝、清肝、化肝等是常法。佟氏认为肝为内科万病之贼，肝和则其气生发为诸脏生化。如果肝失疏泄就会导致气机紊乱，脏腑功能失调，所以万病不离于郁，诸郁皆属于肝。肝病可以累及他脏，导致许多疾病的产生。因为肝赖肾阴以涵养，依脾土以培养，依肺金以制其太过。肝病久延反伤肾阴，肝气拂逆反克脾土，肝气过盛而侮肺金，出现木火刑金，而且容易导致心肾不交。肝主调血，肝病可以扰乱经期，出现经期不准、闭经、崩漏等变化。

佟氏临证善于观察患者外在表现，以推测其体质及内在邪气。如：观察患者的言语，认为好言者多热、懒言者多寒。因为言为心声，舌为心窍。如果患者热灼心阴就会出现好言，如果患者心阳不宣就会出现懒言。因为心藏神，主火，阴为其体。如果患者的心阴为热邪消耗，不能濡润心阳，这个时候心阳独亢，心为阳气熏蒸，会出现神昏、好言不休，就像是木火过炽；肝之魂不清，所以上扰心神，也可能出现好言的症状。好言的人多属热炽阴伤，导致患者神昏。相反，懒言的人多数是因为寒凝气壅，致使神明不清。

佟氏认为可以通过把脉来推测患者的体质。比如：肥胖的人肌肤厚，腠理密，其脉沉，重取才得；瘦弱的人肌肤薄，腠理疏，可见浮脉，轻取就可得。但是当肥胖的人见浮脉，浮属阳，主表、主上，此时可能是阳邪上于膈上，导致气盛于外，所以脉象轻而浮；如果是瘦人见沉脉，沉脉属阴，主里、主下，此时可能是阴邪侵于下，导致气道壅滞而出现沉脉。佟氏在临证处方的时候，敢于用药，药量较大，多获奇效。

哈锐川

哈锐川（1891—1949），名成惠，回族，是外科名家丁德恩的传人。年少时家境贫寒，父亲爱好医道，因而跟随父亲学习医学。16 岁的时候拜丁德恩为师，在丁德恩的德善医室工作，学习丁氏外科，并钻研《刘涓子鬼遗方》《外科准绳》《外科正宗》《医宗金鉴·外科心法要诀》等中医外科经典。擅长治疗疡科疾病。临床治病用刀针烙割、结扎等外科方法，也常使用外用药物，比如掺药、丹、散、软膏、油、酒、薄贴、水调剂、熏剂、洗剂、熨剂等。

哈锐川认为外科疾病的治疗不能拘泥于"痈疽原是火毒生"，要注意"气血偏虚一分，毒邪内侵一寸"。有一次有一位患搭背的人力车工人，患病有 1 个多月了。患者已经年过六旬，因为生活困苦，无钱就医，自己敷阳和解凝膏药，肿疡不但没有消散，反而逐渐扩大，饮食不进，剧痛呻吟，背上像是背了一块石头。哈锐川见这个患者身体羸瘦，无神倦怠，面色萎黄，疮疡处盈尺、漫肿、没有脓液，诊断患者是气血虚衰，毒邪壅滞，因而采用了培补元气、托毒外出的治疗方法，用黄芪、党参、茯苓、白术、当归、芍药等内服，外用冲和膏，并且用红升等药捻进行提毒。之后又用了补益生肌的方法。两个月后这个患者就痊愈了。[1]

哈锐川的弟子有哈玉民（哈锐川之子）、陈彤云、张作舟等。

瞿文楼

瞿文楼（1891—1957），名书源。出身于医学世家，其父瞿子安是光绪晚期的

---

① 张作舟. 忆外科名家哈锐川先师 [J]. 北京中医，1984（1）：10-13.

太医院御医。瞿氏从小追随父亲学医，之后考入太医院医学馆，并担任过太医院恩粮、医士、八品吏目等。清亡以后，悬壶于北京南池子官豆腐房 13 号。

1934 年，瞿氏与萧龙友、孔伯华等创办北平国医学院，担任过北平国医学院、华北国医学院教授，主讲儿科学等。

瞿文楼认为治病求本，详论细参，辨色看舌，务在精细。在四诊中擅长舌诊。他对温病的治疗很有见地，强调要宣畅病人气机，引邪外出，切不可专用寒凉之药。

对于外科疮疡，主张调和气血，不能专用凉法。认为寒会导致气血涩而不流，采用温法则可以消而祛之。瞿氏强调治病求本，他批评某些医家不审标本，不论八纲，用补药为病家之所喜，每每错补误温，病者无怨。如每见火证必用凉药，并言热者寒之。不知道如果是火初起的时候，最忌寒凉之药。火郁当发，应该用导引之法令火外出。

瞿文楼擅长治疗眼疾，认为目虽为火户，但是五脏六腑的精气都上注于目。火郁当发，郁结当宣，切忌用寒凉之药，壅遏气机，热不解则加重病情。肝开窍于目，虽为火户，但并非实火，亦不一定全为虚火。肝藏血，血不足则肝阴失养，肝阴不足则肝阳必亢，肝阳亢盛则主热。热的种类繁多，有的是因为郁而致热，有的是因为湿阻滞络脉，有的是因为暴怒之后，血瘀气滞所导致的，有的是因为外因而引起内伤。临床治病的时候必须详细辨证，再进行治疗。一般的医生见到风火赤眼，就会用黄连之类苦寒的药，很容易留下后患。这个时候，应该先治疗风热，养血息风。如果病人患的是慢性眼疾，要考虑是否有肾水。

瞿氏的代表作有《温病论述》《中医诊断》《痢疾论》《瞿氏医案》。

曹锡珍

曹锡珍（1898—1978），字聘忱，原籍河北昌黎。1916～1924 年，曹氏跟随在昌黎的清代御医孙仲选学习医学，重点学习推拿按摩。1925～1927 年，在天津跟随吴卫尔学习西医。1934～1938 年，出任华北国医学院董事、按摩教授。新中国成立后在北京宣武医院从事按摩工作。著作有《外伤中医按摩疗法》《中医按摩疗法》《防治按摩》等。

在 60 余年的临证工作中，曹氏形成了以经穴按摩为代表的曹氏按摩学派体系。这种治疗方法，应用了补、泻、和三大法则，操作中以推经络、点穴位为法，重视"治疗以治经为主，宁失穴勿失经"。临证过程中以顺经推按作为补法，逆经推按作为泻法，轻柔推按作为平补平泻之法。阴经病多补少泻，阳经病多泻少补，虚证以补法，实证以泻法。

关月波

关月波（1873—1940），北京人。北京名医，诊所名为"乐道堂"。自幼饱读诗书，曾办过私塾，一边教书一边学习中医。

关月波医学基本功非常扎实，能熟背《濒湖脉学》《药性赋》《汤头歌诀》等书，并精读《黄帝内经》《难经》《伤寒论》《金匮要略》《丹溪心法》《脾胃论》《温热论》《温病条辨》《医林改错》《血证论》等书。关氏重视医理，强调临床辨证，初求于六淫八纲、卫气营血、三焦脏腑，之后当深求于气血，不能浅学辄止。

关月波学术思想受朱丹溪的影响很大，擅长治疗内科、妇科、儿科疾病以及瘟疫等。认为天花、麻疹、猩红热等皆是瘟疫，病毒自口鼻入，在气分不会发病，要到血分才会发病，所以治疗的时候要用凉血活血之药，比如白茅根、玄参、牡丹皮、赤芍等，同时要使用麦冬、生地黄等养阴之药，共奏解毒养阴、凉血透表之效。关氏把自己的经验方制成"温疫灵丹"，吞服治疗瘟疫，深受百姓欢迎。关氏治疗妇科病，善用四物汤治血，并灵活加减。内科善治脾胃，重视调理气血。

有一位患者重病获愈，送关氏金匾一幅，匾中写一首"回文诗"，大意为：儒乃达儒、医是明医，儒达乃儒、医明是医，儒医乃是达明儒医，儒医达明乃是儒医。

关月波治学严谨，秉承"知之为知之，不知为不知"的治学之道，善于向同道学习，不妄自评价诸医，治病救人重义轻利。

梁保和

梁保和（1876—1960），原名文藻，字荷汀，北京人。梁氏三代业医，自幼受家学影响，之后拜名医王梦九为师。24 岁在北京东四演乐胡同行医，医术很高，不久就名噪京城。20世纪20年代，在宣外大街校场口建中国医药专门学校，梁氏教学并负责编纂教材，培养了一批中医人才。

梁氏强调学习中医要理论联系实践，治病讲究实效，博采诸家之长。治病要从病因病症中求治法。临床治病详于辨证，精于观察。

附：医案二则

案1：患者马某，产后3天，突发昏迷，面青赤，四肢厥逆，牙关紧闭，口噤不开，两手紧握，手凉过肘，足凉过膝，少腹凉，气粗，喘促，阴道有少量出血，舌红，苔黄，脉沉细而弦。病人素性急，头晕，心悸。产后3天，家人看望，叙说家事。病人突然发怒，四肢厥逆。请梁保和诊治。梁氏认为此病为"闭证"：病人血虚肝旺，肝热上冲，气血逆乱，扰乱神明。采用苏合香丸开窍醒神。强刺合谷、人中、足三里等穴。再处方，包括茯神木、石菖蒲、莲子心、杭白芍、麦冬、全当归、柴胡、杭菊花、炙甘草、远志、香附等，加以牛黄清心丸。病人服药一剂就苏醒了，以后用养血平肝之药善后。

案2：患儿2岁，男，高热抽搐。医生用羚羊角粉、生石膏等寒凉药物后，高热稍减，但抽搐不止，神志昏迷。梁氏认为医生过用了寒凉之剂，导致冰伏其邪，表邪不解，所以出现热郁于里的症候。治疗采用轻清宣透、散寒解表的方法，用麦冬、紫苏叶、苦桔梗、石菖蒲、钩藤、杭菊花、霜桑叶、薄荷、荆芥、莲子心、焦曲、鲜芦根等。患儿服药一剂就热退搐止。其后用清热养阴药进行调理。

罗止园

罗止园（1879—1953），名文杰，字亦才，山东德州人。自幼学习儒学，兼学医学和绘画。1907年经过中医官考试合格，录取为北洋陆军第五镇军医。1926年开始在北京行医、鬻画。1938年担任过华北国医学院教授。行医中西法并用，重视中医理论。代表作有《止园医话》《止园医话续集》《肺痨病自疗法》《麻疹须知》《新伤寒证治庸言》《实验药物学》等。

罗氏认为，中医讲的生理，是以五脏六腑相分配。讲中医的医理，总离不了阴阳二字。这两个字，含有微妙的至理。罗氏认为中西医不彻底汇通，会失去中西医的特长和中西医的本来面目。中医故步自封，西医囿于科学，有所偏颇，并无中西医的真识，所以不能舍短取长，裨益实际。

对于温病的治疗，罗氏非常有心得。他在《止园医话》中写道："危笃之温病，不论春夏秋冬，各种温病，除略加一二味因时令所用之药外，例如暑温，则加藿香、益元散等。其最有效之药，则为连翘、金银花、桑叶、菊花、鲜石菖蒲、鲜佩兰、鲜薄荷、鲜藿香、黄连、黄芩、郁金、牛黄、犀角、紫雪丹等……百试百验，活人多矣。""温病必不得已时，脉沉实，肠胃大热，方可试用泻药，总以先用木香槟榔丸或小量之熟大黄，或西药中之甘汞锭分量宜小，且不可与中药同时并用等，缓缓下之，得便即止，万不可骤用大量，戒之戒之，认症不确，宁以缓用为是。"

附：医案一则

张太夫人年七十余岁，住德县南门东街。于民国四年夏患赤痢，前数日即倦怠，酸软渐即水泻，以后成红白下痢，腹痛，里急后重（俗称下坠），继则排泄黏液、血液、脓汁样粪便，一日夜约数十次，渐发高热，小便短赤，舌苔黄，左肠骨窝压痛尤甚，脉小数，气喘神昏（以体温太高），呕恶口不渴。经过二日，所泻之物，完全血汁（如西瓜汤样），腹奇痛，肛门因泻被刺激发炎而疼痛。高年之人，烟瘾又重，颇为危险，索阅以前所服之药，茯苓、泽泻、车前子、白芍、甘草、陈皮、神曲、木香、麦芽、山楂，消导渗利，只治普通轻痢，未能中病。

余既认定此症为赤痢，且已侵及大肠，当本病未犯大肠时，体温不高，及侵至回肠之下部，则呈所谓窒扶斯样症状之热型，即发高热，引起脑症状，故神昏也。有诱起腹膜炎之嫌疑，特与下方：第一次方茯苓一两，盐川柏四钱，白头翁四钱，黄芩四钱，熟军二钱，丹皮二钱，砂仁五分，枳实一钱，水煎服。分三次，一日服完。

服此药二次之后，不及半日，所泻便数已减少，腹痛亦减，热亦减，精神略清醒，啜百合粉粥半碗（已二日未进饮食），肛痛亦减（外用硼酸水洗肛），三次服完。第二日再诊，精神清醒，热亦减退，诸症竟去其大半，可谓奇效，一日夜间只泻六次。乃与下方：第二次方茯苓一两，黄芩四钱，盐黄柏四钱，白头翁六钱，熟军一钱，木香煨一钱，炒银花三钱，枳壳一钱，水煎服。仍作三次，一日服完。此剂服完第二日再诊，热已退，只泻三次，已思饮食，能吸烟矣。嘱令以果汁盐一小茶匙，对柠檬露及开水当茶饮，以活动胃气，仍照原方，减去熟军，其余药品分量仍旧，又连服四剂而愈。（《止园医话》）

杨浩如

杨浩如（1881—1940），名德九，江苏淮阴人，出身于中医世家。青年时在山东辅佐杨士骧巡抚建立中医学堂。1910 年到北京后，担任外城官医院医长，之后辞去医长的职务，建立了北京第一家私立中医院——养浩庐中医院。"养浩庐"之名来自《孟子·公孙丑》"吾善养吾浩然之气"。1929 年，参加抗议国民党政府废除中医的活动。

杨氏临证兼取各家之长。他同意衷中参西，经常去北京的法国医院、德国医院会诊，临床用药往往中西药并用。

杨氏擅长治疗精神病，中医所称之"癫狂"，因为思虑伤脾，则致癫；因为暴怒伤肝，则致狂。《难经》言："重阳者狂，重阴者癫。"杨氏治疗癫证主要以归脾汤为主方。狂证轻者一般用钩藤、竹沥、竹茹、通草、牛膝、琥珀（研末）、辰砂（研末）等；重者，加用珍珠母、生龙骨、生牡蛎、石决明等。桂枝加龙骨牡蛎汤、十香散、礞石滚痰丸等方剂为杨氏经常采用。

刘辅庭

刘辅庭（1884—1938），名沛卿，号爱生，江苏省沛县人。幼时跟随父亲学习医学，25 岁时在北京榄杆胡同设来世传儒德医馆，正式挂牌行医。1925 年、1928 年两次担任过北平卫生局国医考试委员会委员。

刘氏医术高超，诊所门前每天门庭若市，有时候一上午就要诊治百余人次。因诊病工作繁忙，常常深夜不归。因劳累过度，于 1938 年病逝。

刘氏擅长治疗妇科、儿科、温热等病，对妇女不孕症的治疗有很好疗效。刘氏对小儿疾病的治疗，经常一剂药见效，人称"刘一剂"。当时名流马连良、侯喜瑞、梅兰芳、郝寿臣及段祺瑞、吴佩孚、曹锟、江朝宗等都找过刘氏看病。

刘氏德行超迈，行医以慈悲为怀，智圆行方，看病的人不论富贵贫贱，怨亲善友，都一视同仁。自行医开始，每天施诊赠药十人，三十年如一日，留下美名。

王石清

王石清（1884—1945），北京人。年轻时在北平清河师范学校任教。当时正值兵荒马乱，瘟疫流行，亡者甚重。王氏甚感心痛，遂潜心研究医学，废寝忘食。熟读《素问》《灵枢》《难经》《神农本草经》《伤寒论》《金匮要略》《脉经》等书，擅长治疗各种疑难杂症。曾经治愈一哑巴痧症而声名鹊起，患者众多，所以就不再教书，而一心行医。悬壶于北京城内地安门外桥北路西，求医者甚多。

王氏曾经与萧龙友、瞿文楼、汪逢春、赵树屏等人在午门朝房设"医学讲习会"，前来听课的人很多。王氏认为"任何学识，凡古人所流传于后世者，吾侪学习，亦必相传，不许自私"。王氏对患者心怀慈悲，不论贫富，无论昼夜，有病则为其诊治。

对于医道，王石清主张精益求精。他认为为医之道，非精不能明其理，非博不能致其约。他擅长治疗内科病。当时北京城内天花、霍乱、肺炎、猩红热、伤寒、白喉、肺结核等传染病流行猖獗，王氏用药多效。对于其他经治不效或者别的医生不敢救治的患者，他大胆用药，经常获得良好疗效。1945年，听闻日军投降的消息，先生大笑而逝。

附：医案二则

案1：某女，4岁，患喉痧（猩红热），延医服药不效，请王石清诊治时已经是生病的第五日了。患儿脉浮滑，舌苔白厚如堆粉，关纹隐赤透命关，壮热无汗，喘促，颊红，颐项肿硬如石，咽喉肿烂，肤红隐隐有疹点，环口鼻颜色苍白。细审前医所用之药，未发痧，所以出现这种现象。王氏认为：喉痧一病，得汗则生。患儿的父亲很吃惊，说：前数位名医俱云，喉痧如此沉重，万不可发表。犀角、羚羊角已服若干，此时喉已肿烂，滴水难入，岂可发汗？王石清回答说：喉症固宜忌表，喉痧则不然。治疗喉痧应该先透其痧，痧透喉症就会自愈。如果不积极透表，热邪就不能透达而出，风动痉厥的时候就很难治了。所以，他用了麻杏石甘汤加减。麻黄绒三分，炒杏仁钱半，粉甘草五分，青连翘二钱，生石膏四钱，牛蒡子八分，荆芥穗五分，活芦根三钱。

服药后第二天，患儿的父亲笑迎于门，说王氏的药只花了铜圆18枚，患儿服药后大约20分钟，就出现全身见汗，疹子随汗而出，喘促就停止了，入睡三四小时后，吃了粥一碗。王氏为患儿诊脉，脉象滑数，身有和汗，痧疹密布，咽喉肿烂已经渐消。只是两颊颈项肿势没有减轻。就用前方减去荆芥穗、芦根，加板蓝根三钱、金银花三钱治之。

等到第三次往诊的时候，患儿颈项肿势已渐渐消失，痧疹已透，舌苔脱落，舌色红润，舌尖起了小粒状，脉已经滑缓。就用普济消毒饮加减治疗，并用养阴和胃药进行调理。

案2：某男，年四十许，初感冒，某医用银翘散加生地、元参，并用了牛黄清心丸，导致呕吐下利。又经某医用了下剂，导致吐泻频作而无脉，四肢厥逆。经某医院抢救，注射强心剂5次，脉仍不起，医院告以病危。夜间的时候请王石清急诊。见数家名医云集于病室，都言：舌苔黑起芒刺，是热深厥深之证候。王石清诊断后认为：病人恶寒踡卧，四肢厥逆，下利，面色惨白，目不欲张，呼之精神略振，须臾恍惚，舌苔色黑有芒刺，但是舌苔润泽而软，脉象沉细如无。认为这是少阴伤寒，应该用辛热药回阳。众医哗然。而王氏认为此病属伤寒少阴，水寒血败，是真火几灭之证。《伤寒论》言：少阴病恶寒，身踡而利，手足逆冷者不治。此证虽属不治，但是没有出现汗出息高的症候，用大剂四逆汤加人参，可挽救。因为少阴一证，阳回则生，寒极则死。病人以性命担保，出院治疗。用药：野山参一两，生附子八钱，生干姜四钱，炙甘草三钱。用药一剂，脉渐出，肢渐温。服药第二剂，病就痊愈了。

章太炎

章太炎（1869—1936），初名学乘，后改名炳麟，号太炎，浙江余杭人。富有爱国热忱，他一生七被追捕，三入牢狱，而革命之志终不屈挠。辛亥革命以后，主要治学。除了在经学、史学、文字音韵等诸方面深有造诣外，他也研究医学，并为人看病。他还有医著《霍乱论》《猝病新论》。

据说有人问过太炎先生："先生的学问是经学第一，还是史学第一？"他回答，自己的学问不是经学第一，也不是史学第一，而是医学第一。章太炎精于文字学，对中医文献的考校做出了贡献。

张文祥

张文祥，亦名守义，原籍河北满城。幼时在私塾读书，以后学习医学。1911年到北平一边做生意，一边行医，擅长针灸治病。张氏精通《针灸大成》《医宗金鉴》等书，推崇王清任气血治疗之法。

"七七事变"以后，张氏遂以医为业。患者很多，张氏一般下午出诊。凡遇到急症患者，张氏总是治病为先，从不计较费用，还经常免费为穷人治病。有一次遇到一名失语的患者，该患者多方求医皆没有效果，请求张氏为其治病，张氏针刺风府、百会、哑门等穴位，患者就能够开口说话了。还有一次治疗一名鼓胀的患者，腹胀、青筋凸出、气胀、疼痛、性情暴躁、身倦，张氏采用针药并用的方法治愈了疾病。

张菊人

张菊人（1883—1960），名汉卿，江苏省淮安县人。1910年到北京行医，曾经担任过北京外城官医院的内科中医生。曾与萧龙友、孔伯华等人共同创办北平国医学院，在学院担任过董事和教授。民国时，国民党政府对中医采取压制政策，张菊人与北京的名老中医亲到南京请愿。在全国中医界同仁的努力下，国民党政府只得收回对中医的压制政策。新中国成立后，张菊人担任过北京中医医院副院长。代表作为《菊人医话》。

张氏对温病的治疗非常擅长，主张治病要因人制宜、因时制宜、因地制宜。他认为对于外感风邪的温热病，可以采用吴鞠通辛凉的治疗原则，但要根据病情随症加减，当出现头晕、头痛、鼻塞、咳嗽的时候，可用薄荷、杏仁散卫外之邪；对于恶寒者，可用栀子、豆豉透其汗；出现发热、口干、脉浮洪而大，可用金银花、连翘、黄芩、知母、竹叶；出现胸膈不快或大便不解，可用枳壳、瓜蒌皮，重者用枳实、瓜蒌；当脉五至而无汗的时候，可用石膏七至八钱。凡是治疗卫外之邪（风热），必须用辛凉之法使其透达。

张氏认为"逆传心包"是说温邪未能外解而逆传于心包。如果初见舌尖或舌边呈绛色，这时要注意防范逆传心包。这是邪欲侵营的表现，应在清解方中，加入清营之品（玄参、麦冬之类），以防止入营，才不会出现气营两燔的现象。

元气不足的人，腠理松弛，很容易感受四时流行之气，一触即发。若出现咳嗽流涕，鼻塞声重头昏，或恶风，或发热，小便或清或黄，大便或利或燥，舌有苔而不厚，脉浮而兼缓滑，这是伤风症。春季伤风，当以辛凉轻剂为主，用薄荷、桑叶、杏仁、通草、淡豆豉、贝母、瓜蒌等药。夏季伤风，以辛凉为主，应酌用芳香解暑之药，比如鲜薄荷、鲜藿香、杏仁、通草、丝瓜络、竹茹等，目的在于使风暑分解，不损及肺。秋初伤风，可以沿用夏天伤风的方法，但是需要把竹茹、生薏苡仁等利湿化气之品去掉。秋深伤风，宜用清泻化燥之方。冬天伤风，要根据疾病轻重浅深的不同采用不同的治法。

附：医案二则

案1：北大学生徐君毅，患温邪阳明证，壮热口渴，脉洪大滑数，大渴引饮，饮不解渴，小便黄赤，大便秘结，谵言妄语，舌尖色绛，满舌黄垢，呕吐不已，哕物色青，口苦，三数日间呕吐不休，忽轻忽重，大便始终不下，壮热谵语也始终未停。气势颇为汹汹。等到吐势稍安，肝热冲胃之势稍平，减去黄连苦降守而不走之品，加咸寒软坚之味（元明粉），大便始通，呕吐随之平定，壮热也因得汗而解。方用：二花、连翘、知母、石膏、鲜芦根、鲜竹茹（姜汁炒）、枳实、郁金、黄连、黄芩、麦冬、大黄、元明粉。[1]

---

① 张菊人 . 菊人医活［M］. 北京：人民卫生出版社，2006：16-17.

案 2：李某，女，1952 年 4 月就诊。愁怀抑郁，病在情志。春木当令，阳独上冒，阴不下吸，遂致眩晕欲仆。由于母病累子，致君火燔灼，心悸跳动，寐而不寐，汗出津津；远年往事，回忆若新，久而因之肌肉消铄，总由阴虚阳亢。拟滋水平肝合枕中丹清营之品为治。细生地一两，杭白芍四钱，桑叶三钱，粉丹皮三钱，夏枯草三钱，苦丁茶三钱，连翘心三钱，朱莲心一钱半，鲜九菖蒲一钱半，远志肉三钱，龟板八钱，龙骨四钱，龙齿四钱。

三进上方，眩晕或作或止，汗未再出，心热渐减，虽得寐而梦多，知饥纳谷。再以原方增损。细生地一两，杭白芍四钱，甘菊炭三钱，夏枯草三钱，苦丁茶三钱，远志肉三钱，柏子仁三钱，龙齿八钱，炙龟板一两，秋石六分，珍珠母一两，朱莲心一钱半，首乌藤一两。

连服数帖，头不昏晕，颇见功效，势已缓和，如得休养，自能安眠。但病虽见愈，尚未稳定，嘱再服数帖以竟全功，另配常服膏药并含药如下：莲子心七枚，龙眼肉三至四片。临卧时裹含口内勿吞下，任其自然咽下。行七日勿断。[①]

金书田

金书田（1884—1971），字耆康，北京人，爱新觉罗氏后裔。毕业于京师幼师学堂，在后海广化寺中钻研医学，治病救人。1928 年，担任北平国医馆医学股主任。1930 年，担任北平国医学院董事兼内科教员，主要讲授温病学。

金书田擅长治疗温病，做到因地制宜、因时制宜、因人制宜。譬如麻疹，金氏常用辛凉解表药与活血滋阴药同用，效果显著。金氏认为麻疹是因为肺胃蕴热、感受时邪所导致的。由于肺主皮毛，胃主肌肉，所以患儿出现周身发疹而色赤。如果脉象浮数紧者，这是顺；如果脉象沉弱微细，这是逆。

赵树屏

赵树屏（1891—1957），江苏武进人。自幼饱读诗书，喜读医书。父亲赵云卿

① 张菊人. 菊人医话 [M]. 北京：人民卫生出版社，2006：56.

是医生，曾经担任过京兆医会会长。赵树屏青年时期，受"科学救国论""进化论"等影响，立志救国，学习外语。1914年从顺天高等师范英文系毕业，开始教书。有空的时候协助父亲编写医学讲义。他勤奋学习，一方面专心学习《黄帝内经》《伤寒杂病论》《难经》等医学经典，并记下自己的疑问；另一方面对古圣先贤的嘉言懿行、主要学说、治则等进行记录，积累临床素材。同时对于读书偶得以及随诊的医案等进行精心整理。曾经师从萧龙友学习中医。

1925年，赵氏撰写《改进医学刍议》的文章，提出要重新订正中医的脏腑图说，借鉴近代解剖图说之长，与中医气化之理相结合。同时要加强古代医籍整理，参酌中西医学之说。1931年以后，在北平国医学院、医学讲习会等讲授中医学。1952年以后，在国家卫生部任职。

附：医案二则

案1：咳喘

杨某，女，35岁，1939年2月9日初诊。内有蕴热、外冒表邪，内外之邪，并结于肺，咳喘痰多，咽喉拽锯，气急烦躁，不得安卧；胸膈满闷，不思纳食，但欲凉饮。症经数日，为势不轻，舌边红、苔薄白、心腻黄，右寸脉浮滑而数。拟长沙法加减。蜜麻黄五分，生草一钱，冬花三钱，枇杷叶（去毛）二钱半，金沸草（布包）二钱，杏仁泥二钱，生石膏三钱，桑叶三钱，炒葶苈二钱，大寸冬三钱，生姜二片，大枣三枚。

二诊：2月10日。服前方后，咳喘均轻，痰已渐少，咽喉拽锯声息大减，烦躁亦除，今晨有饥感而欲食，舌苔薄白，脉浮滑而不数。症脉皆好转，仍宜清肺疏解。生草一钱，杏仁泥二钱，桑叶三钱，冬花二钱，沸草（布包）二钱，北沙参二钱，生石膏三钱，枇杷叶（去毛）二钱半，蜜麻黄五分，炒葶苈二钱，黑芝麻三钱，大寸冬三钱，生姜一片，红枣三枚。

三诊：2月11日。喘息已止，咽喉拽锯亦除，食增神爽，唯尚有微咳，咳时痰易畅出，舌苔少有薄白，脉浮滑。再以前方加减。北沙参二钱，生石膏三钱，枇杷叶（去毛）二钱，浙贝二钱，瓜蒌皮三钱，生草一钱，杏仁泥二钱，桑叶三钱，桔梗二钱，连翘三钱，黑芝麻三钱，大寸冬三钱。

案 2：腹泻

茅某，女，1939 年 2 月 15 日初诊。湿盛脾弱，消化不良，每至晨兴即见溏泄，证经数载，肢倦神疲，溺短，脉细滑，舌白滑，宜利湿健脾。土炒白术钱半，山参须钱半，陈皮钱半，云苓四钱，炒扁豆衣四钱，猪苓二钱，土炒苍术钱半，面煨肉果霜三钱，生草一钱，泽泻三钱，炒车前子（布包）三钱。

二诊：2 月 16 日。湿盛脾弱，消化不良，每至晨兴即见溏泄，经治已轻，小便渐利，再以前方加减。土炒白术二钱，真云苓四钱，扁豆三钱，炒车前子（布包）三钱，猪苓二钱，黑附片四分，陈皮一钱，山参须钱半。泽泻二钱，面煨肉果霜二钱，生草一钱。

三诊：2 月 22 日。湿盛脾弱，消化不良，每至晨兴时见溏泄。证经数载，经治已获大效，脉渐有力，仍以前法加减。土炒白术二钱，山参须钱半，陈皮钱半，山药三钱，泽泻二钱（面煨），肉果霜二钱，黑附片四分，真云苓四钱，建莲子二钱，生草一钱，猪苓二钱，炒车前子（布包）三钱。

四诊：2 月 25 日。症脉详前，经治已获大效，食增神爽，脉已有力。宜缓则治本法，拟养正利湿、健脾开胃。丸以代煎。生白术五钱，扁豆五钱，山药五钱，建莲子五钱，焦神曲五钱，潞党参二钱，真云苓五钱，陈皮三钱，炒苡米五钱，炒南楂五钱。共研细末，炼蜜为丸如桐子大，每服二钱白水下，日两次。①

---

① 毛有丰，陈家扬. 赵树屏医案［J］. 中医杂志，1958（4）：266-267.

京城四大名医

萧龙友

萧龙友（1870—1960），名方骏，字龙友，别号息翁，四川省三台县人。自幼饱读经史典籍。童年时，因母亲患病，遂留心医药。年轻时在成都尊经书院学习，开始大量阅读中医书籍。1892 年，萧龙友与医生陈蕴生在四川用中医药救治霍乱，因疗效卓著而声名鹊起，人赞"万家生佛"。1897 年，萧龙友到北京参加朝考，考中拔贡后，曾做过山东省嘉祥、淄川、济阳等县知县。1914 年入京为官，闲时为人治病。

1928 年萧氏弃官行医，署名"医隐"，自号"息翁"，正式挂牌行医，门坊上署名"萧龙友医寓"。萧龙友正式行医，名动京师，民间竟出现了一副对联"言菊朋下海，萧龙友挂牌"，赞誉此事。每天看病的人都排着长队。因为萧龙友毛笔字写得好，不少患者收藏他的处方，甚至有人将他的处方裱起来当作书法作品。也有人高价收购萧龙友的处方，一方面是学习医术，一方面也是珍藏他的书法。许多社会名流赠送萧龙友匾额，书法、装饰均属于上乘，但是萧龙友淡泊名利，积攒多了就让人将匾额刨平改作家具的木料，其德行令人景仰。

萧龙友曾经为袁世凯、孙中山、梁启超、蒋介石等社会名流治过病。1916 年 5 月，袁世凯病情危重，其子袁克定请萧龙友入总统府为其诊治。萧氏诊断后认为袁世凯患的是尿毒症，服用中药以后，需要静养。但是袁世凯的次子袁克文却不信中医，坚决要求西医治疗。兄弟意见不合，其他家人也六神无主。到 6 月 6 日，袁世凯去世。萧龙友后来对人讲：袁世凯内外交困，全国人民都在声讨他，尿毒症必须静养，当时的情形，袁世凯肯定不能安心静养。他的死是命中注定，气数已尽。

1924 年，孙中山先生病重，很多名医都去给孙中山先生看病，但不能说出病由。经朋友介绍，请萧龙友前去诊治。萧龙友诊脉后，认为病在肝，且病入膏肓，已回天乏术，用汤药也不能治好，所以并未开药。孙中山先生病逝后，经解剖，发现"肝部坚硬如木，生有恶瘤"。萧龙友因精于诊断，轰动一时。

文化巨人梁启超先生 1929 年便血，西医诊断为肾病，梁启超请萧龙友诊治后，萧氏告知，肾脏并无疾病，可以服用中药调养，坚持一段时间即可以痊愈。因梁启超先生笃信西医，在北京协和医院做了肾脏切除术，因被误切健康肾脏而误命。

1930 年萧龙友与孔伯华等人在北平创办北平国医学院。新中国成立后萧龙友任卫生部中医研究院学术委员、中央文史研究馆馆员等职。

萧龙友诊病时强调要结合患者的体质、职业、生活习惯等进行综合考虑。强调四诊合参，认为切脉只是诊断的方法之一，若舍其他方法于不顾，只凭脉象，或者是仗切脉欺骗人，都是不可取的。临床治病，对于虚证患者，萧氏多用育阴培本的方法。对于慢性病症，注重患者七情五志对病情的影响。

对于研究医学史，萧氏认为："治医学史，必先将历代典章学术，搜讨无遗，然后可以言史，否则医自医、学自学、史自史耳，何益之有哉？"对于中西医学的意见，萧氏倡导中西医结合，主张取彼之长，补己之短。他在《整理中国医学意见书》中说："医药为救人而设，本无中西医之分，研此道者，不可为古人愚，不可为今人欺，或道或术，当求其本以定，一是不可舍己芸人，亦不可非人是我。"

新中国成立后，年过八旬的萧龙友，改别号"息翁"为"不息翁"，意思是念念不忘发展中医事业。1954 年 9 月，萧龙友在第一届全国人民代表大会发言时提出提案：设立中医学院、培养中医人才。1956 年，新中国成立了北京、上海、广州、成都四所中医学院。1960 年，91 岁高龄的萧龙友辞世。

萧龙友是四川人，喜欢吃川菜。饮食偏清淡，肉少菜多，不爱吃海产品。喜欢饮酒，但不过量，家中常常自酿果子酒。医德高尚，志趣专一，生活简朴而又规律，这大概是萧龙友先生能够长寿的秘诀吧！他曾做医范十条，论述医学伦理道德。时人评价萧龙友无心仕宦，以医济世，不恋荣利，做到了"不为良相，则为良医"，活人无数。

萧龙友有《整理中国医药学意见书》《现代医案选》《息园医隐记》《天病论》等著作传世。

施今墨

施今墨（1881—1969），原名施毓黔，字奖生，浙江萧山人，北京四大名医之一。13岁师从舅父李可亭先生学医，李可亭是当时河南安阳名医。施今墨年轻时曾追随黄兴先生参加辛亥革命。后弃政从医，立志"不为良相，则为良医"。施今墨将自己的名字更名为"今墨"，据说有三义：其一，诞生在贵州，"今墨"与"黔"同，可资纪念；其二，施今墨崇尚墨子，欲力行墨子兼爱之道，所以其治病不论贵贱、贫富；其三，欲在医学界大展宏图，成为医界之绳墨。

1929年汪精卫主张"取缔中医"，施今墨等人组成华北中医请愿团，团结全国各地中医人士到南京请愿，获得胜利。当时汪精卫力主取缔中医，适值汪精卫岳母患痢疾，西医医治无效，病势危急。有人荐施今墨诊治。施今墨处方，病人服药数剂而愈，汪精卫有感于中医的效验，赠施今墨"美意延年"的匾额。

施今墨生活的时代正是中西医论争较为激烈的时代，受过现代科学教育的施今墨并不排斥西医学，认为西医的仪器可以帮助明确诊断。但他临床治病坚持中医辨证论治，尤其对于疑难杂症，认为"必须集中优势兵力，一鼓作气，始能奏效。因循应付，非医德也"。施今墨医术精湛，名满京师。

1930年，施氏曾经到西安为杨虎城将军治病，药到病除。他还为张学良治疗过肠伤寒。1931年5月，张学良当时担任中华民国陆海空军副总司令兼北平行营主任，因为吃了樱桃，腹泻、高热，被诊断为肠伤寒。在北京协和医院，经美国医生赫尔治疗后，不见起色。6月下旬，张学良病得几乎连起床进餐的气力都没有了。7月的时候，病情转危。7月下旬，延请北京名医施今墨用中药治疗。施今墨隔三天到北京协和医院为张学良看病。到8月下旬的时候，张学良的病就得到了很大的好转。

施今墨临床治病善于将经方灵活运用，并善于使用大方，药物配伍极为精当，有"雍容华贵"之美誉。临床用药长于使用对药，就是把两三味药配合使用，可以收到意想不到的效果。1982年施今墨的再传弟子吕景山将施今墨临床用药中的药对加以整理，出版了《施今墨对药临床经验集》。

现举一例施今墨使用生地黄时的对药经验。

生地黄：性味甘、寒，功用凉血清热，养阴补肾。施今墨临证经验：

1. 生地黄、白茅根：清热凉血，解毒退热。①各种急性传染病，如麻疹、猩红热、白喉、伤寒、流行性感冒，见高热、烦渴，或身现斑、疹、痘，舌红脉数者。②各种原因引起之衄血、咯血、紫癜、便血、尿血，见血热妄行之证者。③风湿热，见发热、关节红肿、口渴、舌红者。上述各症若热甚不退时，可加鲜生地、鲜茅根大剂同用。

2. 生地黄、石斛、麦冬：养阴生津，清热除烦。①治糖尿病口渴思饮、消谷善饥，配大剂人参、黄芪。如渴甚则以鲜石斛、金石斛、生熟地黄、麦冬同用，其清热养阴作用更佳，亦可加绿豆衣、山药、五味子、天花粉等。③神经症，症见烦躁不安、情绪易激动、口苦、口干、脉数，合《千金方》温胆汤去生姜用。③热病后期，口干舌燥，烦渴欲饮，纳呆津少，或有低热不退，加用鲜生地黄、鲜石斛。

3. 生地黄、细辛：生地黄甘寒，养阴清热；细辛辛温，通络止痛，为少阴引经药。两味配对，寒温相须，无燥热、滋腻之弊。施氏处方两药同捣，寓有是理。治各种口腔炎、牙龈炎、咽炎、腮腺炎，有清热消炎作用。治头痛、偏头痛、三叉神经痛、坐骨神经痛、腰痛、睾丸肿痛，且用治关节痛非热证者。①

施今墨认为用药当全面精查、苦心探索、灵活运用、紧密掌握，选方准病，选药准方，不可以执一方以论病，不可以执一药以论方，不可以循一家之好而有

---

① 施小墨，陆寿康. 施今墨 ［M］. 北京：中国中医药出版社，2001：352.

失，不可以肆一派之专而致误。施今墨发展了八纲辨证的理论，认为八纲辨证并不完善，气血是人体的物质基础，十分重要，应该补充到八纲之中，并提出以阴阳为总纲，表、里、虚、实、寒、热、气、血为八纲的理论。

施今墨行医期间极力主张振兴中医，在办医院、办药厂都失败以后，他转而注重发展中医教育。1932年中央国医馆成立，施今墨与魏建宏、陈公素等人创办华北国医学院，施氏担任院长。1941年担任上海复兴中医专科学校董事长。施今墨倡导革新中医，他认为改进中医的方法，在于借用西医之生理、病理以互相佐证。所以他在办学中，除了中医课程以外，西医的解剖、生理、病理、药理等也是学生学习的内容。

施今墨弟子祝谌予编著过《施今墨医案》一书，分为四册，该书融冶中西，分门别类，论理精详。《中国医药月刊》曾经有对该书的简要介绍文字："是书……内分传染系、泌尿生殖运动系、血液及物质代谢系、杂病、妇科十章约三百余万字。凡内科诸疾患大多涵盖无遗，并以每案之首，缀以'病理概说'，将某病之诊断、治疗、处方、诸法加以申述，且于案末复加'方义释略'，阐明某药于本方中之用途。斯诚别具一格之弘著，既可当医案读，又可作经典看，足供临床检阅参考，实为同仁不可不备之书也。"

施今墨慈悲济世，医德高尚，敬重同行，对中医事业的发展始终充满热忱。1954年4月他受到周恩来总理的接见，便向周总理提议：成立中医科学研究院、中医医院、中医医学院，发展中西医结合事业，提高中医的地位。

附：医案二则

案1：七七事变前夕，安徽人陈姓邀诊。陈约五十年纪，本人通医术。农历五月间，感染湿温，西医断为肠伤寒，住医院两旬，高热不退，始终未发昏谵，而精神则委顿不堪，返家服中药，犀、羚、膏、黄、连、芩、知、柏、十香、紫雪、至宝、安宫，莫不备尝，迁延月余，脉由洪滑转濡缓，而体温迄未平静，上午、下午或夜间，仍有时升至38℃左右，口干强饮，舌苔垢厚，大便始燥涩，后见稀溏，小便量少，不能食，间作呕逆，不寐汗出。因有发热苔垢，医及病家均以为热积尚存，舍脉从症，仍须凉导。并认为溏便乃热结旁流所致，拟仿通因通用之意，用调胃承气之属，而未敢遽下断定。宾主无复信心，病情日趋严重，举室惶惶，不可终日。病人主张取决于我，因约会诊。

遍阅前服各方，详察脉症，至再至三。以为开始治法，初无错误，继进寒凉太过，遂由热中转为寒中。其口干者，是脱阴征兆，苔垢厚者，乃因湿热郁结胃肠，愈服寒凉，愈不得下，反而凝聚不动，以致苔垢。有时潮热者，乃系肠中炎性所发，体温时高时低，显系虚火升脾，而非初病之实热可比。胃肠停蓄凉性药物过多，脾胃均受影响，升降失司，便溏呕逆。溺少者，由于汗泄便溏，以致水分不从膀胱排泄。不寐、汗泄者，为阴虚火动，心神被扰，迫汗外泄。如是复杂错综，真假难辨，多端变化，纷如理丝。究竟如何入手，颇费踌躇。若仍袭用凉降，恐成洞下虚脱，换用温热，又恐余邪复炽，病久元亏，平复无望。利害相权之余，更从脉象、舌苔、津液、精神、胃肠各方面逐一详尽观察，认为属于正虚阴亏，脾胃寒凝，府热外浮之证。采用急者治标之义，主要在于留人治病，先固本元，复津液，温脾胃，退虚热。药用人参、党参、茯苓、白术、姜炭、附片、萸、连、五味、山药、橘、半、建曲、白芍、炙草等味出入为治。

二诊略有加减，用药顺序用量年远不尽记忆。数服后，病人津复神旺，热退身和。

三诊时，脉来去有力而匀和，唯舌苔犹余薄垢，矫枉之药，讵宜久服？商诸友医及陈君，改用洋参、沙参、于术、环斛、玉竹、阿胶、寸冬、生地、淡菜、燕窝、绿梅、佩兰、玫瑰花、厚朴花、谷麦芽等多剂，调养数月而痊。①

案2：张同志，男，五十岁。大便下血，时发时止，历四五年。近期发作甚剧，血色鲜而量多，日五六次，肛门坠脱，头晕，眼黑，气短，心跳，食不甘味，面色苍白，身疲，神倦，脉微无力，经过二月余。此症为直肠肛门出血，或因内痔发展所致，乃身体素亏，气血运行不周，胃肠郁热，大便时常燥结，粪毒无由排泄，迫血下行，瘀潜肠内，灌注既满，一泻而下，暂时出空，血止不久，复瘀又倾，如此循环不已，一若瘘管形成，是以数年间时发时止所由来也。若不标本兼顾，仍虑不免再发，急以止血清热、补中益气之品为治。

---

① 施小墨，陆寿康. 施今墨 [M]. 北京：中国中医药出版社，2001：336-338.

别植参二钱（另煎浓汁，分二次兑服），炙黄芪六钱，漂白术三钱，杭白芍三钱（柴胡一钱半同炒），黑升麻一钱，黑芥穗二钱，炒地榆三钱，炒槐米三钱，广陈皮炭二钱，当归身三钱，黑山栀二钱，炒枳壳二钱，陈阿胶三钱（另溶，分二次兑服），炙甘草一钱半。

二诊：服三剂，血止，大便已复正常，日一次，头晕心跳；气短目黑，面色苍白如旧。亟须调补，继续常服，以防复发。吉林参三钱（另煎浓汁，分二次兑服），野于术三钱，云茯苓神各三钱，山萸肉（炒）三钱，龙眼肉五钱，当归身三钱，熟地三钱，怀山药五钱，炙绵芪八钱，远志（炒）三钱，广木香一钱，鹿角胶三钱（另溶，分二次兑服），五味子（打）三钱，炙甘草一钱。①

汪逢春

汪逢春（1884—1949），名朝甲，号凤椿，江苏苏州人，出身名门望族，受业于名医艾步蟾。汪逢春在北京行医五十年，名噪京都。1938年出任国医职业公会会长，筹办了《北京医药月刊》。1942年在北京创办国药会馆讲习班，着力培养中医人才。代表作有《中医病理学》《泊庐医案》等，著有《今冬风湿症之我见，愿与诸同人商榷之》《猩红热与痧疹之分辨》等文。

汪逢春精研医学，在京看病，门庭若市。《泊庐医案·序》言："汪逢春先生诊疾论病，循规前哲，而应乎气候方土体质，诚所谓法古而不泥于古者也。每有奇变百出之病，他医束手者，夫子则临之自若，手挥目送，条理井然，处方治之，辄获神效。"

赵绍琴教授曾师从汪逢春先生学习，赵老曾经谈过汪氏治疗麻疹的经验："麻疹初起，风热内蕴，肺先受邪，咳嗽声重，鼻塞流涕，夜寐不安，小溲色黄，舌绛苔厚，脉象滑数。治以清风热而兼透疹。宜避风慎口，防其增重，疹不出者加防风三分。麻疹合并肺炎，风湿蕴热，互阻肺胃，势将咳逆致厥。治宜宣化肃降，

① 施稚墨，熊琦. 施今墨医案［J］. 中医杂志.1958（5）：329.

清热化痰。"

汪氏擅长治疗时令病和胃肠病。认为脾胃是气血化生之源，五脏精气都依赖脾胃运化、传输，需要脾胃化生后天水谷精微之气的补充，如果脾胃生化之源头不足，则会导致疾病的发生。部分时令病或者胃肠病，都是由于劳倦、食饮不节等引起。枳术丸、加味保和丸、越鞠丸、香砂养胃丸等，是汪氏临诊时常用的中成药。

汪氏用药较轻，单味药一般用一钱到三钱，药味经常只有十味，所用之药也很平常，药少量轻，但是疗效卓著。临证善于使用鲜药。轻宣疏解的药物，芳香之气比较浓，化浊的力量也比较强，而且鲜品植物汁液丰富，芳香气全，所以汪氏临床治病对于暑湿和温病，经常采用鲜药。比如：去节的鲜芦根，能够清热生津，除烦止呕；去心节的鲜茅根，能够清热生津，凉血利尿；鲜怀生地能够清热凉血，养阴生津，凉血生津；鲜菖蒲能够开窍宁神，化湿和胃，芳香化湿的能力很强。

汪逢春医德高尚，从不訾毁诸医，怨天尤人，吹嘘自我，做人做事强调"务求其实用，毋事虚饰"。对待学生总是严格要求，叮嘱行医需小心行事，多向别人请教，不得粗心大意。他善于接受新事物，临诊有时还请西医名家会诊。

汪逢春信仰佛教，坚持每天五时起床打坐、读佛经、学习医书，食饮有节，起居有常，临终时正在打坐，一笑而仙逝。

附：医案三则

案1：徐中堂郁前二十年曾约余诊病，自谓阳虚，余告以阴虚，中堂不信。中堂禀赋其厚，特不讲卫生。乙巳冬十二月二十四日召余诊病。余隔年未见公，其颜色枯槁，肌肤甲错，发长寸余，口舌钝滞，语言蹇涩，且重听。余告以血管凝滞，宜剃发沐浴，中堂言畏冷厌烦。因痰涎涌闭，以小半夏治之，吐后病轻。劝其以白酒和鸡露，或咖啡，牛乳流质易化，可以调胃，不必服药。二十九日再诊，不能言语，且手足拘挛。询其家人，云饥甚，食水饺二十四枚。余诊其脉停至，知病不可治，请其延西医。

案2：余在工艺局时，孙中堂持刺来拜，未敢请已下车。见时笑曰：君工于医者，何不医而工? 余不知所云。中堂为余言曰: 乙未春, 君为廖中堂世兄诊脉, 以萝卜汁治参积病, 即知君名。旋得许制军闽中信, 知制军病头眩、耳鸣、肝气痛, 君以柴胡、大黄二味治愈。今日参观工艺局, 知君在此, 因特请诊。余曰: 中堂病与许制军同, 即以柴胡、大黄为治。越三日, 中堂复来, 言病已愈, 且约织工科艺徒二人到家教织布。后艺徒二人各给以一婢。

案3: 那中堂桐素体湿胜, 冷积挟暑, 误以化热, 口渴下痢。医以蓖麻油下之, 日泻十数次, 口愈渴。易中医, 以滑石、甘草、川连、木香凑合成方。二剂而腹胀泻更甚, 渴亦不止。余诊其脉濡缓, 舌苔白且滑, 渴不喜饮, 饮即胀。出以鲜荷叶一枚贮大碗中, 煎福建神曲三钱, 生姜二钱, 浓汤冲入热服。一剂渴止, 小便利, 下清水一次, 胀消。次日用川朴三钱, 生姜一钱, 大黄一分, 下溏粪甚多, 而病愈。中堂甚喜, 为余言, 初病时徐中堂即告以宜服生姜。因忆前四年, 中堂之女公子经闭便血日十数次, 疲极。余知其为子宫病, 用生地五钱, 当归二钱, 水浸续汁, 加姜汁一钱, 服二剂经通, 瘀血如墨下而便血愈。女公子年长未嫁, 且多坐, 故血滞。①

附: (汪逢春) 为本市小儿科专家谨陈刍言希纳鉴之

医学之道至精至微, 而于幼科 (小儿科) 一门尤极深邃, 非有专门通达博学, 经验宏富者, 不足以胜其任而措置裕如也。本市为小儿专家荟萃之区, 不乏高明俊彦之士, 或承家学, 或受师传, 论病处方, 固堪钦佩。而江湖术士之流亦复不少, 此辈未尝学问, 专事宣传, 或自制药品为独得之秘传, 不论何症, 非将此药强令病家购而服之, 佥谓此药可治小儿百病也。此等奇特之法, 为古今所罕有, 士大夫所不取。鄙人每于酒席筵间, 友朋以此相同者, 令人愧悚竟无言以相答。要知医道贵乎品德, 然后孜孜学问、临诊经验, 庶可应世而立名, 于小儿科更须兢兢业业, 如临深渊, 如履薄冰。小儿既不能言语, 脏腑尤脆薄, 若不凝神体会, 徒使成药成方为治病之要诀, 以宣传标异为招徕之工具, 岂非背道而驰耶? 鄙人耳濡目染, 蕴蓄于怀, 已非一日, 愿为高明俊彦一贡献之, 更愿专门幼科诸君, 荟萃一堂, 祛旧日之恶习, 蠲除己见, 作专家之研究, 名曰 "小儿专家研究会"。如荷诸君赞同, 鄙人当追随于后, 愿闻其教益

---

① 张绍重, 刘晖祯. 汪逢春 [M]. 北京: 中国中医药出版社, 2002: 159-160.

也。区区谬见，诸希察鉴。①

孔伯华

孔伯华（1885—1955），原名繁棣，山东曲阜人。自幼攻读经史子集，因母病，遂学医。16 岁到河北易州行医。25 岁时任职于北京外城官医院。

1929 年与在京医生创办医药学会，呼吁抗议南京政府提出的"取缔中医"的议案，后被推选为全国医药团体联合会临时主席，率团赴南京请愿，要求国民党政府收回"取缔中医"的提案。同年，与萧龙友等人创办北京国医学院，孔伯华担任院长。新中国成立后，孔伯华担任过中华人民共和国卫生部顾问、中华医学会中西医学术交流委员会副主任、全国政协第二届委员等职。还担任过毛泽东主席的保健医生。他多次陈言毛泽东主席要重视中医人才的培养。

1954 年，孔伯华给毛泽东主席写信论述中医学与中医教育，信中说道："人生于大地之间，受时气之侵，感情欲之触，不能无病，病则赖之以生者，医也。是以古今中外当国者，莫不重之。医之活人，何分中西，其存心一也，第其理法不同耳。中国医学相传始于岐黄，见诸《黄帝内经》，凡疾病之情理悉备，迄今数千年，无出乎《黄帝内经》之外者。余少习医学，致十年未能穷其理，可以见古人之哲理竟不能背，而治法未备。自伊尹作汤液，以后历代相发明，方药始备。人寿几何，虽行其道，终身未能尽，遂时遂事，遂用遂学，靡有底止，是中国之文化无旧而日新。自清末欧风东渐，中国数千年之文化丧失殆尽，而不能亡者，其理其法，用之得当，功效立见。然学者喜新弃旧，实则中西皆未达也。中国医学岂不危？今逢毛主席洞察其旨，将发扬数千年之文化，幸何如之，愿努力发挥，以期理法联于至善，达于全球，使病者有所依，然必先从教育人才始。"

孔伯华认为学医必须重视《黄帝内经》的学习，治病强调固护患者的元气。辨证论治要抓"两纲六要"，认为"辨证论治，全凭纲要，纲者两纲，要者六要，

---

① 张绍重，刘晖祯. 汪逢春［M］. 北京：中国中医药出版社，2002：166-167.

曰表里虚实寒热"。两纲：阴、阳；六要：表、里、寒、热、虚、实。诊脉强调贵神，重在脉象平和。强调辨证要准，认为："医之治病，首先在于认证，将证认清，治之则如同启锁，一推即开。认证之法，先辨阴阳，以求其本，病本既明，虚实寒热，则迎刃而解。"对症下药，则"参、术、硝、黄俱能起死，芩、连、姜、附俱可回生"。不能固于某方治某病，否则会出现"冀病以就方，非处方以治病"的错误。

孔伯华很推崇徐灵胎《同病人异论》的一段论述："天下有同此一病，而治此则效，治彼则不效，且不唯无效而反有大害者，何也？则以病同而人异也。夫七情六淫之感不殊，而受感之人各殊，或气体有强弱，质性有阴阳，生长有南北，性情有刚柔，筋骨有坚脆，肢体有劳逸，年力有老少，奉养有膏粱藜藿之殊，心境有忧劳和乐之别，更加天时有寒暖之不同，受病有深浅之各异，一概施治，则病情虽中，而于人之气体迥乎相反，则利害亦相反矣。故医者必细审其人之种种不同，而后轻重缓急、大小先后之法因之而定。"孔伯华认为这段论述将辨证论治说得非常中肯。

孔伯华临证擅长使用石膏，这在中医界是非常有名的。他在《石膏药性辨》一文中讲到："石膏是清凉退热、解肌透表之专药，一般皆谓其味辛凉，实则石膏之味是咸而兼涩；一般皆认为其性大寒，实则石膏之性是凉而微寒。凡内伤外感，病确属热，投无不宜。奈何今之医者不究其药性，误信为大寒而不敢用。尝因医家如此，故病家见方中用石膏，亦畏之如虎。如此谬误流传，习而不察之弊，乃余所大惑而不能解者也。直如据玉液而弃金丹，致令病人不起，良可慨也。尝详考其性，亲尝其味。《神农本草经》谓其性微寒，且宜于产乳，主治口干舌焦不能息，是真识石膏者；《金匮要略》《伤寒论》用石膏凡十一方，乃从而广之，是真识石膏者……石膏一药，遇热证即放胆用之，起死回生，功同金液，能收意外之效，绝无偾事之虞。若用之鲜少，则难奏其功，俗流煅用则多流弊。近人张锡纯之石膏解所云良非虚语，日人吉益东洞之石膏辨误诚属箴言。余宗先圣之大法，参后贤之精议，据临证之所验，谙石膏之疗能：其体重能泻胃火，其气轻能解表肌，生津液，除烦渴，退热疗斑，宣散外感温邪之实热，使从毛孔透出。其性之凉并不寒于其他凉药，但其解热之效，远较其他凉药而过之。治伤寒之头痛如裂、壮热如火，尤为特效，并能缓脾益气，邪热去，脾得缓而元气回；催通乳汁，阳燥润，孔道滋而涌泉出；又能用于外科，治疗疡之溃烂化腐生肌；用于口腔而治口舌糜烂；胃热、肺热之发斑、发疹更属要药；其他卓效难以尽述，唯气血虚证在所当禁。"孔伯华还擅长使用鲜藿香、鲜佩兰、鲜薄荷、鲜藕、鲜荷叶等鲜药。

孔伯华认为行医者学问要精，知识要广博，他说："医司人命，生死攸关，必须若同而异者明之，似是而非者辨之，愈辨明，才能使病无遁形，药无虚发……学医必须精，不精就不可能弄懂其中的深刻道理……不仅要精，同时也要博，学问渊博更有助于弄懂医学的奥秘。"孔伯华行医非常重视医德，认为"医为人治病是天职，应以治病救人为本，遵守礼法"。"精于医，仁而品，修于道，不问贫富，济世为怀，治病救人，医之天职"是孔氏行医所奉行的。

孔伯华病逝后，周恩来总理亲自担任治丧委员会主任委员，前往其寓所吊唁。

附：医案一则

滑女，三月二十四日。热邪深陷，神昏谵妄欲狂，口渴引饮，服清疏之品略转，而证仍实，脉伏数。拟重剂辛凉芳通。生石膏二两，莲子心二钱，银花六钱，知母三钱，生鳖甲钱半，地骨皮二钱，白僵蚕三钱，黄柏三钱，鲜芦根二两，薄荷二钱，龙胆草三钱，川黄连二钱，鲜九菖蒲四钱，桃仁二钱，杏仁二钱，安宫牛黄丸一粒（分化），连服三剂痊愈。

附：孔伯华先生自传

伯华名繁棣，岁次丁酉生于山东济南。三岁随先祖官直隶新河，一年转新城及衡水、丰润、栾城、邯郸等县。先祖官县尹，兼善岐黄，家人有病，恒自医之。先母体弱多病，先祖立方，外县药物不备，尝随制药品为汤剂，得时习，心窃好之。

庚子岁，先祖以病终于保定，余年十六，随父奉祖母居于易州之南白杨村徐氏之宅。先严家居课子读书，余于立身处世颇增智识，每日得暇兼习医书，以心所好也。年十七移居易县城里，得从医者研讨《内经》及古人方书，虽无专师，颇有心得，遇家人急病，恒治之有效。余叔妹八岁患跌仆后，成阴疽于右腕渐及腋足，八年未得治，辗转床褥，又八年，先婶忧之，医者言不可治，余谏言于先婶曰：妹病垂危，以余辨之治法未当，不按阴疽治，不能愈也，今已垂危，不治必不能延寿，曷认余治，尚可希望于万一。婶从余言，一年而愈，惜着手太迟，致手足指关节不能全，而针茧膏调皆能任之，年近六十始殁。从妹患肺痨，失治颇危。余曰：病已至脾，尚少能饮食，骨蒸喘咳，大肉已脱而未至飧泻，尚可为。药之数月始瘳。

余家人众多，又无恒产，病者恒自医，以是渐知于亲友，邀余者日增。二十岁以后明医术，遍游数省，渐闻于社会。年三十一岁就京师邀，委外城官医院。同事杨浩如、陈伯雅、张菊人、赵云卿诸君皆一时名医，颇得其言论，更日诊者数十人，八年之久，办防疫数次。因业务太忙，遂辞医院而自售以资事，蓄习学业逐进。

汪精卫欲废中医，焦易堂诸人反抗，南京、上海药界罢市，北京皆以响应，立医药协会，以萧龙友及余为会长。已消汪之命令，继改中医学校。南京国医馆成立，焦任馆长，来北京视察后，改为北京国医学院。第财力不足，所费皆由萧龙友并余自任，彼时政权不闻问，遂又办董事会以济之。伯华既奔走业务，又办教育，所收诊费除养家外，皆尽力于是。萧君以年老为辞，伯华自任，更属艰难，前后招生十余班，自愧财力不足，教任未善。及日本侵领北京，欲收医学院为"国立"，余以兢营十五年之学业，不欲委之外人，遂自行停办，以待时机，将近十年，以业务自食，吾将安仰！幸逢解放，中医不亡，毛主席领导英明，中医复生倡遂，使祖国数千年之宝贵遗产发挥保存，凤愿始偿。

余于今年始略写治疗经验，每想整顿齐理，然又因业务繁忙，实难有暇，待长期慢录后再贡献出来。前于卫生部召集中医座谈会中，余已将中医学术之意见递上，愿努力发挥我国数千年之文化遗产，以期理法臻于至善，达于全球，使病者有所依，必先从教育人才始。

往事如碑

北京地区的瘟疫

金代

金海陵王天德三年（1151 年），当时修建燕京城，包括造宫殿等，雇用了十多万民夫做活，因为劳动强度太大，天气又炎热，出现了瘟疫，很多民夫都因为瘟疫死亡了。海陵王下诏让燕京五百里以内的医生治疗这些民夫，由官家供给药物。

元代

《元史·仁宗纪》记载，元皇庆二年（1313 年）北京城发生了一次大疫。《元史·顺帝纪》记载，至正十四年（1354 年）北京城发生了一次大饥荒，同时出现疫疬流行，民间出现了父子相食的惨剧。至正十八年（1358 年）北京城出现饥荒和瘟疫，到至正二十年（1360 年）四月的时候，前后死了二十万人。此次大瘟疫，当时的皇后奇氏"出金银粟帛，命资正院使朴不花于京都十一门置冢，葬死者遗骸十余万"。

明代

明正统十年（1445 年）三月，北京城发生大旱，随即出现瘟疫，百姓和士兵死亡者枕藉于路。

景泰七年（1456年）夏天的时候，北京地区大雨不止，诸水并溢，高地丈余。天顺元年（1457年）四月北京发生饥荒，路旁的树木尽被吃掉，甚至有父子相食的惨剧发生。从景泰七年冬到天顺元年春夏，北京地区瘟疫大作，一户人家死亡八九个人或者六七个人，有的人家一天就死了三四个人，或者是全家病倒，没有人帮忙扶持，瘟疫递相传染，患者非常多。

成化六年（1470年），北京发生旱灾。十二月，出现瘟疫，有些人家四五日不做饭，困卧待死，有吃草根树皮以及因为饥饿和瘟疫死亡者，甚至出现卖儿卖女的惨状。

成化七年（1471年），北京城发生大旱，导致大瘟疫流行，军民死亡者，枕藉于路。当时的明宪宗诏令顺天府五城兵马司在北京城崇文门、宣武门、安定门、东直门、西直门、阜成门外，各置漏泽园一所，收痊尸体。命令通州临清沿河有尸体暴露者，巡河的御史要负责掩埋。五月，北京地区各军营到工地做活的士兵，包括内官监者五千人，修理卢沟桥的五千人，修盖养济院的四百人，因为工事紧，人手少，加之天气炎热，发生瘟疫。当时的宪宗皇帝下令让兵部停止修理堤岸，官军轮班更替。

嘉靖二十一年（1542年）五月，北京城因为天气炎热，人口多，发生瘟疫，导致很多人死去。嘉靖皇帝颁旨，命太医院派医官，顺天府置办药物，帮济灾民。

嘉靖三十三年（1554年）四月，北京城内外发生大瘟疫，这次瘟疫非常厉害，导致死亡的人堵塞了道路。嘉靖皇帝诏令太医院发药，户部与锦衣卫官用米五千石煮粥疗济贫民。死亡的人，官府发给席藁，对所在地的居民进行收痊。嘉靖皇帝的诏令颁布以后，活人甚众，远地的人听说以后，都争相来食粥。当时的户部尚书方钝上报人多食少，请求开廪进行赈济，获得了嘉靖皇帝的许可。嘉靖四十年（1561年）四月，北京城内因为流民太多，发生瘟疫。

万历十年（1582年）三月，接连下雨，又加上刮风，北京城内外灾疫流行，死了很多人，就是至亲之间也不敢去吊唁。《明史·五行志》记载："万历十年四月，京师疫。十五年五月，又疫。"五月，因为京师疫疠盛行，万历皇帝下旨命太医院选择技术高超的医生分拨到五城区，给患者看病施药，每家给银六分、钱十文。很多人前去就医，诊病吃药，每天有几百人，疫情很快得到了缓解。五城共医过十万九千五百九十多人，用过药料一万四千六百六十八斤八两。万历四十年（1612年）三月，北京发生旱灾，出现瘟疫，死者众多。

崇祯十六年（1643年）二月到九月，北京城发生了大瘟疫，传染的人很多，每日死亡的人数多达万人。甚至有全家死亡，无人收殓的情况发生。

清代

清顺治三年（1646年）正月丁丑，北京地区痘疹（天花）盛行。为了避免天花的传播，顺治皇帝连续几年的正月初一都采取了"避痘"措施。史书记载，顺治六年（1649年）正月初一，"上避痘，免贺朝"。顺治九年（1652年）正月初一，"上避痘南苑，免行庆贺礼"。顺治十三年（1656年）正月初一，为了避痘，同样免行庆贺礼。顺治十七年（1660年）五月乙卯，发生旱灾和疫疠。

康熙十九年（1680年），通州发生旱灾，从春天到夏天都没有下雨，这次旱灾导致通州地区瘟疫大行。康熙二十一年（1682年），北京城盛行痘疹。康熙四十二年（1703年）五月，景州发生大疫，死亡的人数不可计算。

道光元年（1821年）七月甲戌，北京城出现瘟疫，相互传染，贫穷的人家不能自备药剂，有很多人很快就死了。这一年平谷发生过一次瘟疫，一直到八月，死了很多人。因为瘟疫流行，道光皇帝下旨命给银二千五百两，分给五城的人制备药材和棺材之用。这一年的七月，通州也发生了大瘟疫。

道光四年（1824年），平谷发生了一次大的瘟疫，从春天到夏天，瘟疫盛行。加之近三年来，庄稼歉收，百姓没有粮食可以吃，死亡的人不可胜数。严重的出现全家病死，无人埋葬的惨剧。也有因为荒年，无钱买棺材收殓的人。

道光十三年（1833年）春，昌平发生饥荒，出现瘟疫，道路两边死亡者相枕藉。这一年的春天，延庆也发生饥荒，导致瘟疫流行。

同治元年（1862年）七月，北京发生大瘟疫，同治皇帝颁旨令让五城内外分段设局施放药物，救治灾民。这次瘟疫一直持续到秋天也没有结束。同治二年（1863年）六月，延庆发生了一次大疫。同治六年（1867年）二月，北京城发生了一次大的瘟疫。九月，通州发生瘟疫。

　　光绪二十一年（1895 年）七月，北京城发生了一次瘟疫。这次瘟疫发生的原因是这一年很多地方发生水灾，流离失所的老百姓涌到北京，男女老幼枕藉城边，故导致瘟疫流行。光绪二十八年（1902 年），通州流行过一次霍乱。

　　当瘟疫发生的时候，清政府会采取有效的措施来防治瘟疫，同时会对疫区拨款，设置发放药物的地点，并进行赈济，有时还会采取隔离的方法。比如为了防止天花的传染和蔓延，清政府就采取过有效的隔离措施。《养吉斋丛录》记载："王师入燕之始，凡民间出痘者，移之四十里外，防传染也。有司奉行不善，露宿流离，弱多道。后从御史赵开心言，出痘之家，须痘已见，方出城。东西南北，各定一村，令其聚处。有抛弃男女者，该管官严加责治。今岁月浸久，不复以痘为虞，旧制全革。唯蒙古王公未出痘者，免来朝京师，所以示体恤也。"①

————————————

　　① 　吴振棫. 养吉斋从录［M］. 北京：北京古籍出版社，1983.

帝王与丹药

历代帝王不仅幻想江山永固，还幻想长生不老。《史记·秦始皇本纪》记载秦始皇曾经派人去海上求取仙人与仙药，"齐人徐巿等上书，言海中有三神山，名曰蓬莱、方丈、瀛洲，仙人居之。请得斋戒，与童男女求之。于是遣徐巿发童男女数千人，入海求仙人"。据说服食丹药可以长生不老，因而历代帝王都有热衷于炼丹和服食丹药的。汉武帝好神仙之术，曾经诏令炼丹家李少君、栾大炼化"益寿不死"的黄金器具。三国时曹操招左慈、甘始等方士炼"养性法"。期望服食外丹的帝王想延年益寿，长生不老，但结果往往适得其反。

明帝与丹药

明仁宗朱高炽，身体肥硕，患有足疾，走路需要人搀扶，登基不满十个整月就死了，终年47岁。他的死因很可能是服用了"憸壬小夫"所献的金石方。《明史·罗汝敬传》记载："……先皇帝（仁宗）嗣统未及期月……献金石之方以致疾也。"

明世宗朱厚熜崇信神仙老道，追求长生不老。他自封了很多道号：元虚玄应开化伏魔忠孝帝君、灵霄上清统雷元阳妙一飞玄真君、九天弘教普济生灵掌阴阳功过大道思仁紫极仙翁一阳真人、天上大罗天仙紫极长生圣智昭灵统元证应玉虚总掌五雷大真人玄都境万寿帝君等。他统治的时期，道士邵元节、陶仲文等人为礼部尚书。陶仲文几乎可以和皇帝以兄弟相称，可以和皇帝平起平坐论事。明世宗热衷于成仙修道，长期服食道士们炼出来的丹药。

为了炼丹修道，明世宗大兴土木，建了很多斋宫秘殿。方士们认为用早晨的露水炼长生不老药效果很好，明世宗就命令宫女清早为他去采露。明世宗挑选十岁左右的童女，用红铅取童女初行月经炼"先天丹铅"。《万历野获编》记载，明嘉靖中叶，因为明世宗服食丹药有效，在嘉靖三十一年（1552 年）冬，明世宗命京师内外选 8 到 14 岁的少女 300 人入宫。嘉靖三十四年（1555 年）九月，又选 10 岁以下的少女 160 人入宫。主要目的是为了炼制丹药。宫女们长期大量服用活血药，个个形销骨立，人称"药渣"。正是这一过激行动，导致了历史上有名的"壬寅宫变"，宫女杨金英、邢翠莲等十余人用黄绫布差一点把世宗活活勒死在床上，侥幸逃脱的明世宗不加悔改，反而更加热衷于炼丹。

后来，明世宗服药导致心中烦渴，失眠，精神错乱，须眉皆落，接近失明。他对自己长期热衷炼丹的行为进行了反省，认为在自己做皇帝的 45 年时间内，因为幼年的时候身体不好，所以希望长生不老，因而对道教产生了迷信，于是就被江湖术士和奸佞小人欺骗。希望在自己死后，凡是以前因为规劝自己而受到惩罚的大臣，现在还活着的要继续录用，已经死了的要加以抚恤，关在监牢中的要马上放出来。世宗皇帝算是被丹药害死了。

1620 年八月初一，明光宗朱常洛登基，但他只做了 30 天的皇帝就驾崩了。历史上有名的明末宫廷三大谜案（梃击案、红丸案、移宫案）都与明光宗有关系。红丸案直接导致了他的死亡。据说明光宗在死亡的前一天服用了内侍崔文升的一剂药，一夜间泻肚 30 多次，后来吃了李可灼进献的两丸红色丹药后死亡。《明季北略》记载，八月二十九日，李可灼进药，第二天光宗就驾崩了。九月初三日丁丑，御史王安舜奏本参李可灼进红丸的罪状，认为李可灼敢以无方无制之药，谎言金丹，进药不效，建议从轻罚俸一年。王安舜认为明光宗的脉雄壮浮大，面唇紫赤，满面升火，食粥烦躁，是因为三焦火动，满腹火结，应该采用清火的办法。而红铅是妇人经水所炼，阴中之阳，纯火之精，用于治疗虚火燥热之证，只会加速患者的死亡。王安舜指出光宗的死与这两粒红丸有直接关系。

　　明熹宗朱由检是个糊涂皇帝，喜欢和擅长制作木器，据说他制作的木器精美绝伦，堪称上品，很多作品为当时的良工巧匠所叹服。史书记载，"斧斤之属，皆躬自操之。虽巧匠，不能过焉"。对于木匠活，明熹宗是"朝夕营造"，"每营造得意，即膳饮可忘，寒暑罔觉"。他非常宠信太监魏忠贤，魏忠贤专政，导致天启朝成为明代最荒唐、最腐朽的时期。明熹宗好色，魏忠贤进献上一种名叫"灵露饮"的春药，熹宗服用以后，感觉精力倍增，索性长期大量服用，之后出现全身浮肿、行动无力等，23 岁就死了。

　　明朝直接死于服用丹药的皇帝有三位，分别是世宗、光宗、熹宗。

雍正帝与丹药

　　清世宗爱新觉罗·胤禛（1678—1735），是康熙皇帝的第四个儿子，在位 13 年（1723～1735 年）。雍正皇帝登上皇帝宝座颇受争议，他能在康熙帝诸子觊觎帝位的关键时刻胜出，显示了他非凡的才能。雍正皇帝治国很严酷，好猜忌，性格喜怒不定。《清世宗实录》记载，雍正十三年（1735 年）八月二十一日，雍正皇帝在圆明园生病，二十三日突然驾崩。雍正之死，也是清代历史上的一大谜团，有被仇家吕四娘刺杀，被宫女、太监缢死，吃丹药暴卒，重病暴卒等多种传说。

　　现代学者较为赞同的观点是，雍正皇帝因为长期服用丹药导致中毒，加之晚年纵欲，突然暴毙身亡，死时有"七窍流血"的惨状。

　　雍正七年（1729 年），雍正皇帝诏令大臣留心访问，有内外科好医生与深达修养性命之人，或道士，或讲道之儒士、俗家，着人优待送至京城。雍正在位期间，重用过道士贾士芳、娄近垣等人，允许他们在圆明园炼制外丹，斋醮除祟。雍正皇帝自己曾经服用过外丹。雍正死后 3 天，宫中道士就被新即位的乾隆皇帝下旨驱逐。

宫廷种痘

人工种痘之术相传由宋真宗时峨眉山异人所传授。《医宗金鉴》记载："古有种痘一法起自江右,达于京畿,究其所源,云自宋真宗时,峨眉山有神人出,为丞相王旦之子种痘而愈,遂传于世,其说虽似渺茫,然以理揆之,实有参赞化育之功,因时制宜之妙。"同时,《医宗金鉴》也论述了人工种痘的好处:"盖正痘感于得病之后,而种痘则施于未病之先,正痘治于成病之时,而种痘则调于无病之日,自表传里,由里达表,既无诸证夹杂于其中,复有善方引导于其外,熏蒸渐染,胎毒尽出,又何虑乎为患多端,更改莫测,以致良工束手于无可如何之地耶,此诚去险履平,避危就安之良法也。"

人工种痘的方法包括:第一,旱苗法。这种方法可以取痘粒之浆而种之,也可以穿痘儿之衣而种之,或者将痘痂屑干吹入鼻中种之。《医宗金鉴》记载:"旱苗种法,用银管约长五六寸,曲其颈,碾痘痂极细,纳于管端,按男左女右,对准鼻孔吹入之。"第二,水苗法。这种方法是将痘痂屑湿纳入鼻孔种之。效果最好的是水苗法,穿痘衣的方法常常不灵验,用痘浆种痘容易导致传染。

清兵入关之前,并不知道天花这种病。清兵入关以后,一批士兵被天花传染。清朝的第一位顺治皇帝福临就是死于天花。

清康熙皇帝玄烨刚出生的时候,正值皇宫内天花大流行,幼小的玄烨被乳母抱出皇宫,到西华门外的一座府邸"避痘"。2岁的时候患上了天花。在乳母等人的悉心照料下，玄烨活下来了，但是在脸上却留下了瘢痕。《庭训格言》中康熙曾说："朕幼年时未经出痘，令保姆护视于紫禁城外，父母膝下未得一日承欢，此朕六十年来抱歉之处。"登基以后的康熙，因为自己患过天花，也看到了天花在皇宫流行所导致的凄惨情形，当得知民间种痘可以预防天花的时候，他马上征诏种痘的医师，并进行考试。江西朱纯嘏和陈滢祥，被选入宫中负责为皇室家族种痘，他们还受康熙的派遣到内蒙古科尔沁、鄂尔多斯等地种痘和治痘，并为各藩王的子女种痘。

康熙时期在太医院设立了痘疹科，在北京城制定了"查痘章京"，专门负责八旗子弟防痘、种痘的事情。康熙重视对传统防痘方法的继承和创新。比如，在清朝初年没有出痘的蒙古王公贵族是不允许到北京觐见皇上的，因为害怕皇帝被传染上天花。康熙十年（1671 年），康熙皇帝还降谕理藩院："凡元旦来朝外藩王等，虽云已经出痘，朕犹虑之。伊等所云出痘，信耶？疑耶？"康熙十六年（1677 年），康熙皇帝在河北承德建立了避暑避痘的行宫。其后，没有出过痘的藏、蒙、回、维等少数民族贵族，准许每年七月的时候到热河，九月的时候随皇帝入围场秋猎，可以觐见皇帝。九月正是秋高气爽的时候，这个时候不是天花的发作期，热河秋狩也可以团结各个少数民族。

清朝为皇子种痘，过程很复杂，也带着神秘的色彩。《阿哥种痘档》记载：十五阿哥（这里指乾隆皇帝的第十五个儿子颙琰，就是后来的嘉庆帝）要接受种痘，钦天监照十五阿哥的八字选好种痘的吉时，奏请皇帝、皇后、皇太后等，在圆明园五福堂建立封闭性的临时种痘护理所，需要 4 名御医昼夜观察，10 多个太监侍候。种好痘以后，则被置于单独的密室中，这种密室需要遮光，房屋的周围都用黑、红两种颜色的毡子围住。为了祈求神仙的护佑，密室旁边的房间需要供药圣、药王、天仙娘娘、痘疹娘娘、眼光娘娘、痘儿哥哥、城隍、土地等神像。御医需要每天为十五阿哥诊脉三次，并记录十五阿哥的身体状况。半个月后，等到所有症状都消失，十五阿哥才被允许走出密室。这个时候，皇后和十五阿哥的亲生母亲会到圆明园来拈香探视，同时还要举行盛大的"送圣"仪式。

皇子们种痘，一般在他们年幼的时候，多数会选 2~4 岁，在春秋两季进行种痘，此时天气比较好，容易照顾种痘的孩子。皇宫所采用的方法多为水苗法，皇子一般在紫禁城或者圆明园种痘。康熙十七年（1678年）的时候，皇太子染天花，为了能够照顾染天花的太子，康熙皇帝十二天没有批阅奏章。皇太子患天花痊愈以后，皇宫举办了盛大的庆典活动，并举行祭天颁诏仪式。

在康熙皇帝的推动下，我国南方"吹鼻种痘法"在北方得到传播。这种方法不仅在北京的八旗子弟中得到推行，在漠南、漠北内蒙古地区也得到了推广，使得流传北方的天花得到了有效的控制和减弱。康熙皇帝在《庭训格言》谈到了种痘这件事情，"国初人多畏出痘，至朕得种痘方子，诸子女及尔等子女，皆以种痘得无恙"。

康熙二十八年（1689年），中俄签订了《尼布楚条约》，俄国派遣留学生到中国来学习。当时俄国正流行天花，俄国的一些留学生到中国就专门学习痘科。俞正燮《癸巳存稿》言："康熙时俄罗斯遣人到中国学痘医，由撒纳衙门移会理藩院衙内，在京城肄业。"当时朱纯嘏等种人痘的方法正在皇宫和八旗子弟中进行推广，俄国人学会了种痘。于是人工种痘的方法很快传到了俄国，并在俄国得到了推行。

法国大学问家伏尔泰（1694—1778）曾经称赞中国人发明的人工种痘术："我听说一百年来中国人一直就有这种习惯，这是被认为全世界最聪明、最讲礼貌的一个民族的伟大先例和榜样。"英国传教士德贞（1837—1901）在《中西闻见录》中记载："自康熙五十年有英国钦使曾驻土耳其国京，有国医种天花于其使之夫人，嗣后英使夫人遂传其术于本国，于是其法倡行于欧洲。"波乃耶《中国风土人民事物记》说："说也奇怪，像其他许多事物一样，种痘术似也是由中国传入西方的。这术约八百年前，中国宋朝已经应用，于1721年由驻君士坦丁堡的英国公使夫人蒙拉格氏（即蒙塔古）最早介绍来英国。"法国人在伏尔泰的呼吁以后，也引进了人痘接种术。

北京地区节令养生习俗

春节、端午、中秋、重阳等是中国的传统节日，元、明、清三代设有专门的休假制度。比如，元代忽必烈就颁布圣旨规定："京府州官员……若遇天寿、冬至，各给假二日；元正、寒食，各三日；七月十五、十月一日、立春、重午、立秋、重九、每旬，各给假一日。公务急速不在此限。"北京民谣说："正月正，大街小巷挂红灯；二月二，家家摆席接女儿；三月三，蟠桃宫里去游玩；四月四，结伴去逛隆福寺；五月五，白糖粽子送姑母；六月六，阴天下雨煮白肉；七月七，坐在院中看织女；八月八，阜成门内走白塔；九月九，观菊喝杯重阳酒；十月十，天寒穷人没得吃；冬月冬，北海公园去溜冰；腊月腊，买面割肉过年啦。"可见北京地区一年的节令习俗非常丰富。

北京有一首民谣："孩子孩子你别馋，过了腊八就是年；腊八粥喝几天，呖呖啦啦二十三；二十三，糖瓜儿粘；二十四，扫房日；二十五，炸豆腐；二十六，炖羊肉；二十七，杀只鸡；二十八，把面发；二十九，蒸馒头；三十晚上熬一宿；大年初一扭一扭。"北京俗语也说："糖瓜祭灶，新年来到。姑娘要花，小子要炮。"足见北京地区春节的繁忙和热闹情况。

到了年底，皇宫中会举行各种迎新福、驱邪的活动。《元史》记载："每岁，十二月十六日以后，选日，用白黑羊毛为线，帝后及太子，自顶至手足，皆用羊毛线缠系之，坐于寝殿。蒙古巫觋念咒语，奉银槽贮火，置米糠于其中，沃以酥油，以其烟熏帝之身，断所系毛线，纳诸槽内。又以红帛长数寸，帝手裂碎之，唾之者三，并投火中。即解所服衣帽付巫砚，谓之脱旧灾、迎新福云。"《明宫史》言："（三十日）门旁植桃符板、将军炭，贴门神。室内悬挂福神、鬼判、钟馗等画。床上悬挂金银八宝、西番经轮，或结黄钱如龙。檐楹插芝麻秸，院中焚柏树枝，名曰'缛岁'。"

十二月初八是传统的腊八节，民间有熬腊八粥的习俗。老北京人还要互相馈赠腊八粥。腊八粥的原料丰富多彩，以白米为主，辅料有红枣、花生、桂圆、菱角、红豆、葡萄、莲子、榛子、松仁、核桃、杏仁、白果、栗子、玫瑰等。《明宫史》记载："初八日，吃腊八粥。先期数日，将红枣捶破泡汤。至初八日，加糯米、白果、核桃仁、栗子、菱米煮粥。供佛圣前，户牖、园树、井灶之上，各分布之。举家皆吃，或互相馈赠，夸精美也。"

腊八粥中又有红枣粥和朱砂粥等药粥。元代熊梦祥《析津志》记载，"禅家谓之腊八日，煮红枣粥，以供佛饭僧"，"中都官员、士庶作朱砂粥"。红枣能够暖胃消食，朱砂能够宁心安神、清热解毒。《神农本草经》言朱砂"养精神，安魂魄，益气明目"。

清道光皇帝做过一首《腊八粥》的诗："一阳初复中大吕，谷粟为粥和豆煮。应节献佛矢心虔，默祝金光济众普。盈几馨香细细浮，堆盘果蔬纷纷聚。共赏佳品达妙门，妙门色相传莲炬。童稚饱腹庆升平，还向街头击腊鼓。"

腊月二十三或二十四，是灶王节，有送灶神（祭灶）、迎玉皇大帝、扫除等传统习俗。北京俗曲《门神灶》唱道："年年有个家家忙，二十三日祭灶王。当中摆上一桌供，两边配上两碟糖。黑土干草一碗水，炉内焚上一股香。当家的过来忙祝赞，赞祝那灶王爷降了吉祥。"腊月二十四进行冬季大扫除，叫"扫房"。大扫除的范围包括打扫庭院和室内、拆洗被褥窗帘、清洗家用器具等。一方面可以清洁保健，另一方面也蕴含除旧布新的意味。年底的时候要焚烧松枝、柏叶、南苍术、吉祥丹等，主要目的是对居室空气进行消毒。

北京民谣说："二十七，洗疚疾；二十八，洗邋遢。"腊月二十七、二十八要洗澡，迎接新年到。这两天，要把一年家中剩下的药扔掉，叫作"丢百病"，表达新年身体健康、家庭喜庆的美好祝愿。

除夕，家家设香烛，拜天祭祖，守岁、贺新年等。除夕晚上通宵守岁，能够驱赶一切瘟邪疫病，来年便会吉祥如意。

北京人在除夕和正月初一吃饺子，饺子有"更岁交子"之意，人们相信吃了饺子可以团聚合欢。北京人春节喜欢吃年糕，年糕一般用江米或黄米制成，多加红枣。年糕可以补中益气、养脾胃、和五脏。

正月初八，北京人要到白云观星神殿求神敬香，祈祷一年平安。清代富察敦崇《燕京岁时记》记载："初八日，黄昏之后，以纸蘸油，燃灯一百零八盏，焚香而祀之，谓之'顺星'。"

正月十五元宵节，民间流行观灯。灯市一般从正月初十一直到正月十六。明朝的时候北京灯市在东华门王府井东、崇文西街，灯市从正月初八一直开到正月十八。明代才子唐寅有一首咏元宵的诗《元宵》，描写了元宵节灯市的盛景和人们的喜乐："有灯无月不娱人，有月无灯不算春。春到人间人似玉，灯烧月下月如银。满街珠翠游村女，沸地笙歌赛社神。不展芳尊开口笑，如何消得此良辰。"元宵节逛灯市可以闲适心情，增加喜庆祥和。

元宵节也流行放烟花，明清时期北京城内烟花的制作就已经品种繁多了。明代沈榜《宛署杂记》记载，烟花"起火中带炮连声者，曰三级浪。不响不起，旋绕地上者，曰地老鼠。筑打有虚实，分量有多寡，因而有花草人物等形者，曰花儿。名几百种，其别以泥函者，曰砂锅儿；以纸函者，曰花筒；以筐函者，曰花盆。总之曰烟火云。"

正月十六晚上，北京地区流行妇女罩上葱白米色的绫衫，这种习俗叫作"夜光大"。妇女们成群结队，手牵着手出游，走在最前面的一个人举香，叫作"辟人香"，其他人随后。这一习俗称作"走百病"，人们相信这样可以把灾病、晦气都走散。有的时候大家会走过城墙，相信可以把灾厄、晦气丢到城外；有的时候大家走过桥梁，认为河神会把灾厄病痛留在桥的那边。旧时代的妇女们很少外出，能够有机会出游，是放松身心的好事。明代刘侗、于奕正《帝京景物略》记载："元夕，妇女相率宵行，以消疾病，曰走百病，又曰走桥。至各门，手暗触订，谓男于祥，曰'摸钉儿'。金元时，三日放偷，偷至，笑谴之，虽窃至妻女不加罪。"

正月十六，孩子们会玩一种叫"打鬼"的游戏。《宛署杂记》记载："小儿多群集市中为戏。首以一人为鬼，系绳其腰，群儿共牵之，相去丈余，轮次跃而前，急击一拳以去，名曰打鬼。"人们"以此占儿轻佻，盖习武之意"。"打鬼"游戏实际上是强身健体的运动。

正月十九叫作"燕九节"。《明宫史》言："十九日，名'燕九'，是日也，都城之西有白云观者，云是胜国时邱真人成道处，次日僧道辐辏，凡圣混杂，勋戚内臣，凡好黄白之术者，咸游此访求丹诀焉。自十七日至十九日，御前安设各样灯，尽撤之也。在二十五日曰'填仓'，亦醉饱酒肉之期也。"

正月初一至十九白云观一直有庙会，游客很多。《燕京岁时纪》记载："游人络绎，车马奔腾。至十九日为尤盛，谓之会神仙。相传十八日夜内必有仙真下降，或幻游人，或化乞丐，有缘遇之者，得以却病延年。故黄冠羽士，三五成群，趺坐廊下，以冀一遇。"相传如果能够遇见神仙，就能延年祛病。《帝京景物略》也记载："相传是日真人必来，或化冠绅，或化游士冶女，或乞丐，故羽士十百，结坐松下，冀幸一遇之。"

梁实秋《北平年景》中描绘了北京地区过年时候的场景：

打麻将应该到八大胡同去，在那里有上好的骨牌，硬木的牌桌，还有佳丽环列。但是过年则几乎家家开赌，推牌九、状元红、呼幺喝六，老少咸宜。赌禁的开放可以延长到元宵，这是唯一的家庭娱乐。孩子们玩花炮是没有腻的。九隆斋的大花盒，七层的九层的，花样翻新，直把孩子看得瞪眼咋舌。冲天炮、二踢脚、太平花、飞天七响、炮打襄阳，还有我们自以为值得骄傲的可与火箭媲美的"旗火"，从除夕到天亮彻夜不绝。街上除了油盐店门上留个小窟窿外，商店都上板，里面常是锣鼓齐鸣，狂擂乱敲，无板无眼，据说是伙计们在那里发泄积攒一年的怨气。大姑娘小媳妇擦脂抹粉的全出动了，三河县的老妈儿都在头上插一朵颤巍巍的红绒花。凡是有大姑娘小媳妇出动的地方就有更多的毛头小伙子乱钻乱挤。于是厂甸挤得水泄不通，海王村里除了几个露天茶座坐着几个直流鼻涕的小孩之外并没有什么可看，但是入门处能挤死人！火神庙里的古玩玉器摊，土地祠里的书摊画棚，看热闹的多，买东西的少。赶着天晴雪霁，满街泥泞，凉风一吹，又滴水成冰，人们在冰雪中打滚，甘之如饴。"喝豆汁儿，就咸菜儿，琉璃喇叭大沙雁儿"，对于大家还是有足够的诱惑。此外如财神庙、白云观、雍和宫，都是人挤人，人看人的局面，去一趟把鼻子耳朵冻得通红。新年狂欢拖到十五。（《雅舍小品续集》）

清代的时候，春节期间北京要举办隆重的"打鬼"活动，主要目的是禳除灾患和进行祈福，各个寺庙的打鬼活动日期不一样。民国时期陈莲痕《京华春梦录》记载："（黄寺）每届上元节序，各喇嘛演习舞踏，或戴面具，或击鼓乐，牛鬼蛇神，聚在一堂，口唱番歌，似有节奏，名曰'打鬼'，能辟不祥。是日万人空巷，裙屐杂沓。"当然"打鬼"活动最热闹的莫过于雍和宫在二月初一举行的"喇嘛打鬼"。《燕京岁时记》记载："打鬼本西域佛法，并非怪异，即古者九门观傩之遗风，亦所以禳除不祥也。每至打鬼……都人观者甚众，有万家空巷之风。"打鬼前，雍和宫有告示贴出："普天之下，芸芸众生，不知其几千万也。有欢极而死者，有悲极而死者，有饿死者，有冻死者，有醉死者，有色死者，有被火烧死者，有坠水溺死者，有相殴致死者，有相撞而死者。许多死鬼，心中不直，出来骚扰，四出害人，或抢劫，或杀人，或奸淫，有被触者，受患不浅。本庙为便利庶民，特设打鬼会，凡尔人民欲消灾净害者，其速来诸。"这种打鬼的习俗，一直延续到民国年间。

二月初二是民间所说的"龙头节"，据说这一天是天上主管云雨的龙王抬头的日子。北京地区民间流行用灰撒地，从门外一直到住宅和厨房，然后再围绕水缸一周，叫作"引龙回"。这一天要熏床炕，能够使百虫不生。焚烧苍术避瘟湿。《宛署杂记》记载："煎元旦祭余饼，熏炕床，曰'熏虫儿'。谓引龙，虫不出也。燕少蜈蚣，而蝎其为毒倍也。少蚊，而蝇为扰倍焉；蚤、虱之后，臭虫又倍焉。所苦尤在编户，虽预熏之，实未之有除也。"《通县志要》记载，如果二月二日这一天能够早起，可以不生头痛症。在这一天打扫房屋，能够避免夏季虫蝎的侵扰。

在二月里，皇宫中也会有各种利于养生的活动。《明宫史》记载："各家用黍面枣糕，用油煎之，或以面和稀，摊为煎饼，名曰'熏虫'。是月也，分菊花、牡丹。凡花木之窖藏者，开隙放风。清明之前，收藏貂鼠帽套、风领，狐狸等皮衣，加避虫香樟脑，收于大瓷坛内，或大木箱内，糊严，以防混损。"

到了四月五日就是传统的清明节了，这一天人们要去祭祖扫墓和踏青。《帝京景物略》描述了明末北京人清明扫墓的场景："三月清明日，男女扫墓，担提尊榼，轿马后挂者锭，璨璨然满道也。拜者、埒者、哭者、为墓除草添土者，焚褚锭次，以纸钱置坟头。望中无纸钱，则孤坟矣。哭罢，不归也，趋芳树，择园圃，列坐尽醉。"《宛署杂记》记载："清明日，小民男妇盛服携盒酒祭其先墓，祭毕野坐，醉饱而归。每年是日，各门男女拥集，车马喧阗。"

清明民间禁火、扫墓，另外有踏青、荡秋千、插柳等活动。《明宫史》记载："清明，则'秋千节'也，均戴柳枝于鬓。坤宁宫后及各内宫，皆安秋千一架。"清明因为禁火，大家都吃寒食，所以参加一些体育活动，有益于身体健康。踏青，类似于春游，在元朝的时候，大都的女子们就很盛行春天踏青。《析津志》言："北城官民妇女多游南城，风日清美，踏青斗草，车马杂沓，绣毂金鞍，珠玉璀璨，上至内苑，中至宰执，下至士庶，几乎倾城出游。"

清明时节，放风筝也是一大习俗。"风筝入九霄，病气随风消"，"迎天顺气，拉线凝神，随风送病，百病皆去"，"杨柳青，放风筝"，"放风筝，送病气"，从这些民间俗语中可以知道，人们相信，风筝放上蓝天，在这个时候剪断风筝线，凭借清风把风筝吹到天涯海角，能够除病消灾，带来好运。放风筝也有益于身体健康。宋朝李石《续博物志》言："春季放风筝，引线而上，令小儿张口仰视，可以泄内热。"《燕京岁时记》言："儿童放之空中，最能清目。有带风琴锣鼓者，更抑扬可听，故谓之风筝也。"北京地区风筝制作工艺非常精巧。《燕京岁时记》言："京风筝即纸鸢，缚竹为骨，以纸糊之，制成仙鹤、孔雀、沙雁、飞虎之类，绘画极工。"

清明是中国传统的鬼节之一，这一天插柳是受佛教文化的影响，观世音菩萨以柳枝沾水度众生。民间信仰认为柳能够却鬼，所以"柳"有"鬼怖木"之称，用来辟邪。

五月初五就是端午节了。吃粽子、划龙舟是传统的习俗，最主要的节令佳品是粽子。民间一般爱吃红枣粽子。这一天挂艾于门，用雄黄酒涂抹耳鼻，可以驱毒避邪。《帝京景物略》记载："五日之午前，群入天坛，曰避毒也。过午出，走马坛之墙下；无江城系丝投角黍俗，而亦为角黍；无竞渡俗，亦竞游宴……渍酒以菖蒲，插门以艾，涂耳鼻以雄黄，曰'避毒虫'。家各悬五雷符，簪佩各小纸符。簪或五毒（蛇、蜈蚣、蝎子、蟾蜍、蜥蜴）、五瑞花草（艾、蒲、蒜头、百梅花、龙船花）。项各彩系，垂金锡，若线、若锁者，曰'端午索'。"北京人到天坛避毒，是明代时候的习俗。

元代的时候，到了端午节，人们就会用艾叶做虎形，或者剪裁成小虎的形状，戴在头上，有的人家也挂在门上，可以驱邪。有人还用泥做成小人，或者以艾叶做人，以蒜做拳，称作"泥大师"，挂在门上，可以避邪。《析津志》记载："五月天都庆端午，艾叶天师符带虎，玉扇刻丝金线缕……市中卖艾虎、泥大师、采线符袋牌等。"《明宫史》记载："五月初一日起，至十三日止，宫眷内臣穿五毒艾虎补子蟒衣。门两旁插菖蒲、艾盆。门上悬挂吊屏，上画天师或仙子、仙女执剑'降五毒'的故事，如年节之门神，悬一个月方撤也。初五日午时，饮朱砂、雄黄、菖蒲酒，吃粽子。赏石榴花，佩艾叶，和诸药，画治病符。圣驾幸西苑，斗龙舟、划船，或幸万岁山山前插柳，看御马监勇士跑马走解。"

明代的时候，端午节这一天，出嫁的女儿要回娘家省亲。《宛署杂记》记载："五月女儿节，系端午索，戴艾叶、五毒灵符。宛俗自五月初一至初五日，饰小闺女，尽态极妍。出嫁女亦各归宁，因呼为女儿节。端午日，集五色线为索，系小儿胫。男子戴艾叶，妇女画蜈蚣、蛇、蝎虎、蟾，为五毒符，插钗头。"

清代端午节的这一天，要求人们不能汲泉水，以此"避井毒"。清代潘荣陛《帝京岁时纪胜》言："五月朔日、端阳日，俱不汲泉水，于预日争汲，偏满缸釜，谓避井毒也。"

端阳节的时候，正是樱桃、桑葚成熟的时节。民间认为吃了黑桑葚，夏天不会误食苍蝇；如果吃了白桑葚，夏天不会误食蛆虫。

立夏这一天，北京人要喝立夏粥。民谣说："一碗立夏粥，终身不发愁；入肚安五脏，百年病全丢。"还吃用青豆、赤豆、黄豆、绿豆、黑豆拌白粳米或糯米煮成的"立夏饭"，小孩吃用糯米粉捏成狗形状的"立夏狗"，认为进食以后会像狗一样强壮，不得疰夏病。

立秋这一天不能喝生水。《帝京景物略》言："立秋日相戒不饮生水，曰：呷秋头水，生暑痱子。"

七夕节这一天中午，妇女们有丢巧针的风俗。《帝京景物略》记载："七月七日之午丢巧针，妇女曝盎水日中，顷之，水膜生面，绣针投之则浮。则看水底针影，有成云雾、花头、鸟兽影者，有成鞋及剪刀、水茄影者，谓乞得巧。其影粗如槌，细如丝，直如轴蜡，此拙征矣。妇或叹，女有泣者。"到了晚上进行各种乞巧活动。表达了妇女们对美好生活的向往。

中秋节是民间的团圆节，这一天家家祭月、赏月，吃月饼，互相馈赠瓜果月饼。《帝京景物略》记载："八月十五日祭月，其祭果饼必圆，分瓜必牙错瓣刻之，如至华。纸肆市月光纸，绩满月像，趺坐莲华者，月光遍照菩萨也。华下月轮挂殿，有兔杵而人立，捣药白中。纸小者三寸，大者丈，致工者金碧缤纷。家设月光位，于月所出方，向月供而拜，则焚月光纸，撤所供，散家之人必遍。"民间有"男不拜月，女不祭灶"的习俗，所以祭月都由妇女主祭。祭月的果饼一定要做成圆的，代表团团圆圆。中秋又是万家团圆的日子，重在培育良好的家庭氛围。

清代的时候月饼非常普及。《燕京岁时记》记载："中秋月饼，以前门致美斋者为京都第一，他处不足食也。至供月饼，到处皆有。大者尺余，上绘月宫蟾兔之形。有祭毕而食者，有留至除夕而食者，谓之团圆饼。"

民国时期民间还流行中秋节看戏的习俗。传统的戏目《唐王游月宫》《嫦娥奔月》等都为老百姓喜欢。

农历九月九日是重阳节，也称"老人节"。这一天人们会吃重阳糕，寓意步步高升。《帝京岁时纪胜》言："京师重阳花糕极胜。有油糖果炉作者，有发面累果蒸成者，有江米黄米捣成者，皆剪五色彩旗以为标帜。市人争买，供家堂，馈亲友。"

登高是重阳节的习俗。《燕京岁时记》说："每届九月九日，则都人士提壶携穌，出郭登高。南则在天宁寺、陶然亭、龙爪槐等处，北则蓟门烟树、清净化城等处，远则西山八刹等处。赋诗饮酒，烤肉分糕，拘一时之快事也。"《帝京岁时纪胜》言："（九月）都人结伴呼从，于西山一带看红叶，或于汤泉坐汤，谓菊花水可以却疾。又有治肴携酌，于各门郊外痛饮终日，谓之辞青。"秋高气爽，登高远眺，朋友欢聚，是一大快事。

现代学者金受申这样描述重阳节的登高习俗：

> 北平秋天的玩乐，城里当然以中山公园和三海为欣赏秋光的好所在。以萧疏闲适来论，中山公园不如南海，南海不如北海，北海不如中海。以爽朗适于登临来论，又当以琼岛小白塔、景山五行亭为最高眼了。其实北京可以游览的地方很多。北京过去对于重九登高很是重视，不仅到一个高的所在登临一下子，还要吃吃喝喝，所以郊外比较相宜一些。以前讲究野意吃喝的，总要到东北西三郊外土城去。北京旧日士大夫阶级登高以登"烟墩"为最高尚……四十年前北京还有一个很好的登高地方，便是"法藏寺塔"。

农历的十月初一称作"寒衣节"，北京人在这一天祭祖，扫除坟上的黄叶。北京有"十月一，鬼穿衣"的民谣，实际上是提醒人们冬天到了，要适应时令变化，添加衣服。《析津志》记载："都城自一日以后，时令谓之送寒衣节。祭先上坟，为之扫黄叶。此一月行追远之礼甚厚。虽贫富咸称家丰杀而诚敬。时思风俗，人伦之重者也。"

冬至在古代是重大的节日，甚至有"冬至大于年"的说法。祭天、送寒衣、绘制九九消寒图等是传统习俗。到了清代末年的时候有所变化。《燕京岁时记》记载："冬至郊天令节，百官呈递贺表。民间不为节，唯食馄饨而已。与夏至之食面同，故京师谚曰'冬至馄饨夏至面'。"

明清时期冬至节的一项活动是绘制"九九消寒图"。"九九"，是指从冬至到春分，九天为一"九"，历经"九九"八十一天，就能够冬尽春来，所以又称作"数九"。民谣说"冬至到，数九始"。《明宫史》记载："十一月冬至节，宫眷内臣皆穿阳生补子蟒衣。室中多挂绵羊太子画贴。司礼监刷印'九九消寒'诗图，每九诗四句，自'一九初寒才是冬'起，至'日月星辰不住忙'止，皆瞽词俚语之类，非词臣应制所作，又非御制，不知如何相传，年久遵而不改。近年多易以新式诗句之图两三种，传尚未广。"

冬至以后，天气非常寒冷，河面被冰封了，滑冰这一运动开始盛行。从清朝皇室成员到普通百姓，都非常热衷这一运动。道光帝《养正书屋全集》中有一首诗描述皇家滑冰的场景："太液开冬景，风光入望清，推恩绳祖武，敕政廑皇情。竹爆如雷殷，池水若砥平；八旗分整暇，千队竞纵横。瞥睹奔腾急，欣看组练成；彩球连命中，羽笴叠相鸣。临阅因时举，趋随沐泽荣；帝诚通帝谓，瑞雪即飞琼。"

滑冰的时候穿上冰鞋，技术高的人还可以表演各种滑冰技艺。《燕京岁时记》记载："冰鞋以铁为之，中有单条缚于鞋上，身起则行，不能暂止。技之巧者，如蜻蜓点水，紫燕穿波，殊可观也。"

另外在各种民俗节日中，老北京还举行赛马比赛。清代北京修建了许多赛马场，位于外城内和城门外。赛马一般都在民俗节日里举行，从王公大臣到普通旗兵都热衷于赛马。赛马结束以后，旗人经常去喝茶、饮酒，或者遛鸟。《京师竹枝词》记载："八旗劲旅技全精，挠护前锋火器营。暇日漫拖烧酒债，齐东野语不容情。"

民国初年，北京赛马场已经开始使用彩票。很多名流贵胄纷纷参与赛马，赛马场可以说是热闹非凡。光绪皇帝的兄弟、道光皇帝的孙子载涛是当时赛马场上的英雄。载涛担任过清军镶黄旗统领，管理过禁卫军。他曾参加过俄国首都彼得格勒举办的与哥萨克骑兵的赛马，为俄国人所看重。

当然，去茶馆也是北京人日常的养生休闲习俗。《清稗类钞》记载："京师茶馆，列长案，茶叶与水之资，须分计之。有提壶以往者，可自备茶叶，出钱买水而已。汉人少涉足，八旗人士虽官至三四品，亦厕身其间，并提鸟笼，曳长裾，就广坐，作茗憩，与圉人走卒杂坐谈话，不以为忤也。"可见，在清代的时候，旗人比较喜欢去茶馆。什刹海是北京城的消暑胜地，夏天的荷花非常有名，同治年间开始设置茶棚。《春明采风志》记载："什刹海，地安门迤西，荷花最盛，六月间士女云集，皆在前海之北岸，同治间忽设茶棚，添各种玩艺。"

北京养生名小吃

北京的小吃历史悠久，品种丰富，很多小吃具有丰富的营养价值。小吃也称作"点心"，豌豆黄、艾窝窝、茯苓饼等都是北京的名小吃。

《清稗类钞》说："京都点心之著名者……曰豌豆黄。以黄米粉合小豆、枣肉蒸而切至，曰切糕。以糯米饭夹芝麻糖为凉糕，丸而馅之为窝。窝，即古之不落夹是也。"豌豆味甘，性平，有和五脏、理中益气、补肾健脾等功效，常食豌豆能够增进食欲。

小知识

《燕都小食品杂咏》言："从来食物属燕京，豌豆黄儿久著名。红枣都嵌金屑里，十文一块买黄琼。"

艾窝窝也叫作"爱窝窝"，是北京传统小吃，也是有名的宫廷小吃。艾窝窝是北京地区回族人所售的食品，用蒸透极软的江米，等待冷却以后，裹以各种馅，馅以芝麻仁、桃仁、瓜子、青梅、白糖等为主，再用面粉团成圆形。大小不一，可以冷食。《酌中志》言："以糯米夹芝麻为凉糕，丸而馅之为窝窝，即古之'不落夹'是也。"

小知识

《燕都小食品杂咏》言："白粉江米入蒸锅，什锦馅儿粉面搓。浑似汤圆不待煮，清真唤作艾窝窝。"

茯苓饼是北京传统滋补点心。中药茯苓具有安神益脾、健脾胜湿的功效。《儒门事亲》介绍了茯苓饼的制作方法："茯苓四两，白面二两，水调作饼，以黄蜡煎熟。"茯苓饼有健脾补中、宁心安神的功效。清朝初年，北京人讲究"糕贵乎松，饼利于薄"，茯苓饼就开始越做越薄。

清光绪年间流行菊花糕。菊花性苦味甘，具有清肝明目、散风热、解毒等功效。制作的方法是：先用鳜鱼作羹，杂以粉条、麻花，和白菊花食之，也有加椒末、胡荽的。清代，北京人冬天还流行吃菊花火锅。《清稗类钞》说："京师冬日，酒家沽酒，案则有一小釜，沃汤其中，炽火于下，盘置鸡、鱼、羊、豕之肉片，俾客自投之，佐熟而食，有杂以菊花瓣者，曰菊花火锅。"

杏仁豆腐，又叫杏酪，是以杏仁为原料制作的。杏仁能够润肺生津、止咳平喘、润肠通便。制作的方法是：甜杏仁用热水泡，加炉灰一撮，入水，等待冷却以后，即捏去皮，用清水漂净。再加入清水，如磨豆腐法带水磨碎，用绢袋榨汁去渣，以汁入锅煮熟，加白糖霜或酌量加牛乳。

老北京酸梅汤起源于清宫，故有"清宫异宝，御制乌梅汤"之说。乌梅味酸涩，性温平，能够止渴调中、生津润喉、止咳祛痰等。《神农本草经》云乌梅"味酸平。主下气，除热烦满，安心，肢体痛，偏枯不仁，死肌，去青黑痣，恶疾"。酸梅汤用酸梅合冰糖煮，再加玫瑰、木樨冰水，吃起来很凉。北京前门九龙斋及西单牌楼邱家所售酸梅汤为京都第一。《清稗类钞》记载："酸梅汤，夏日所饮，京、津有之。以冰为原料，屑梅干于中，其味酸。京师卖酸梅汤者，辄手二铜盏，颠倒簸弄之，声铿铿然，谓之敲冰盏，行道之人辄止而饮之。"

涮羊肉是北京冬日有特色的饮食。羊为五畜之一，属于火畜，其性温热，有补气、益虚劳、补精血之功。涮羊肉是对北方游牧遗风加以改进以后，而形成的一道特别美食，也是岁寒时候北京地区最普通的美味，一般在羊肉馆都可以吃到。

北京人夏天爱用鲜荷叶煨粥。荷叶味苦涩、性平，能够升脾胃之清气，清热解暑。民国时期北京人消夏，可去北海划船，或者去吃荷叶粥。

炎热的夏天，冰冻食品是解暑的佳品。早在周代的时候，我国就有"凌人"这种职务，主要负责取冰、用冰。《周礼》言："凌人掌冰，正岁，十有二月，令斩冰，三其凌……春秋治鉴，夏颁冰，秋刷。"也就是说冬天的时候要把冰储藏起来，夏天的时候就可以使用储藏的窖冰，秋天的时候要刷洗冰窖，到冬天的时候就可以再诸藏新冰。明清时期，北京建了很多冰窖，冬天储冰，夏天可以解暑。《帝京景物略》记载："（明代）立夏日，启冰，赐文武大臣，编氓得买卖，手二铜盏叠之，其声磕磕，曰冰盏。"清代，北京城从伏日起，一直到立秋日，各衙门照例有赐冰，由工部颁给冰民自行领取，多寡不一样，有等级的差别。清代北京冷饮业非常发达。酷暑时节，叫卖冰块和冷饮的人在北京街头处处可见。冰食清凉解暑，但是不能多食，会损伤人的脾胃，严重的会出现胃痛、腹泻等不适症状。

帝王的养生之术

皇帝乃"九五之尊",平时都非常注重保健养生。

元世祖忽必烈(1215—1294),一位卓越的军事家、政治家,享年 80 岁,在中国历代皇帝中,如此高寿之人是寥寥无几。忽必烈文武双全,是元朝的真正创建者。史书称忽必烈"仁明英锐""度量弘广"。

忽必烈在藩王时期就胸怀天下,致力于学习汉文化,改革蒙古民族相对落后的制度。医生许国祯曾被忽必烈重用,许氏不仅是一代大医,在政治上也很有见地,他提出的立朝仪、严武备、明法律、节财赋、建学校等措施多被采用。忽必烈对百姓和士兵很仁慈,反对滥杀无辜,在战争中俘获的军民,忽必烈会将他们释放。每逢荒年的时候,忽必烈都主张开仓免费发粮。忽必烈还要求地方官对老幼病残等进行救助。忽必烈的行为堪称"仁君"。儒家认为"仁者寿",这句话可以作为忽必烈长寿的一个印证。

忽必烈时代与藏族高级僧侣的关系很密切,这一举措为加强蒙藏团结以及藏传佛教在蒙古地区的传播打下了基础。西藏萨迦派领袖萨迦五祖八思巴·洛迫坚赞(1235—1280)在 1270 年,被忽必烈封为"帝师",赐玉印,统领西藏 13 万户,执掌西藏地方政权。"帝师"的称号在元朝沿用了下来,包括八思巴的弟子、亲族等藏传佛教宗教领袖等被封为帝师的有 10 多人。西藏是政教合一的地区,蒙古贵族与西藏高级僧侣的交往,除了政治原因以外,与藏传佛教高级僧侣精通藏密和藏医关系比较密切。有学者认为，这与吐蕃僧侣们所实行的藏医的影响和密教巫术的强有力的效果有关，"藏医在蒙古人中所取得的效果比萨满们为身体健康而做的祈祷有效得多。马可·波罗曾介绍说，蒙古皇帝忽必烈宫廷中的红帽派僧侣们有时在巫术技巧方面进行竞争。一直到14世纪初（包括这段时间在内），他们始终在这块领土上与宫廷萨满们竞争"。① 有些西藏高级僧侣甚至可以自由出入宫廷。西藏噶玛噶举派黑帽系第四世活佛乳必多吉曾经为元顺帝传授过"金刚亥母灌顶"、方便道等密宗修持法门。

明朝一共有16位皇帝，除了惠帝朱允炆"不知所终"以外，其他帝王的平均年龄只有42岁左右。最长寿的要算太祖朱元璋，世寿71岁。明成祖朱棣，世寿65岁。嘉靖帝，世寿60岁。这三位算是明帝中较为长寿的了。

明成祖朱棣（1360—1424），朱元璋的第四子，先被封为燕王，建文帝朱允炆继承皇位以后，燕王朱棣发动靖难之役，从自己侄子手中夺取了皇位，并且把首都从南京迁到了北京。朱棣年轻的时候追随朱元璋征战，帝王之位也是经过战争夺来的。朱棣一生五次亲征蒙古、出兵安南，他身体素质很好，身材高大，体格强壮，南征北战，不畏塞外风寒，这都为他的长寿奠定了基础。

朱棣从小就经常和兄弟们一起在演武场上练习武备，朱元璋也很重视对儿子们强健体魄和心志的培养，认为"宜习劳，令内侍制麻履行縢。凡诸子出城稍远，马行十七，步行十三"。洪武九年（1374年）的时候，他被朱元璋派到安徽凤阳老家住了三四年，凤阳是一个"十年倒有九年荒"的穷乡僻壤，老百姓的艰辛生活给朱棣留下了深刻印象，也锻炼了他的身心素养。史书记载朱棣对于"民间细事，无不究知"。他因熟知民间疾苦，因而勤政爱民。

朱棣信仰道教，有多位道士都是他的谋臣。朱棣认为他能够登上帝王之位，与玄武真君的庇佑不无关系，所以继位以后就在武当山大建宫观，耗资巨大，道教圣地武当山因为他的推崇臻于鼎盛。朱棣自己还坚持道家的修炼，他在北京建洪恩灵济宫，徐知证、徐知谔等方士专门为他治病，朱棣对他们非常尊敬。

---

① 图齐，海西希．西藏和蒙古的宗教［M］．耿昇，译．王尧，校订．天津：天津古籍出版社，1989：383-384.

对于养生，朱棣认为"人但能清心寡欲，使气和体平，疾病自少"。他清醒地认识到要长生不老是不可能的。有一次，有人向他进献金丹方书，不仅遭到了训斥，还被退回金丹，方书也被销毁了。

崇祯皇帝朱由检（1611—1644），一生为政非常勤奋，继位之初就铲除了宦官势力，大宦官魏忠贤等被清除，朝廷吏治得到了整顿。崇祯皇帝继位的时候，明朝已经是风雨飘摇，崇祯皇帝立志有所作为，但是过于求成，以致在一些国家决策上出了大的差错，比如大将袁崇焕被崇祯皇帝下令斩杀，给明王朝的灭亡埋下了隐患。

崇祯皇帝很喜欢音乐，善于鼓琴，"万几之暇，唯抚琴动操一二，亦予属意力世"（朱起凤《稗说》），他还命令中书订正过历代琴谱。对于书法，崇祯皇帝也很擅长，直到清代初年的时候还有人把崇祯皇帝的书法作品视为珍宝。音乐和书法皆有养生功效。司马迁认为音乐具有修身齐家治国的功效："夫上古明王举乐者，非以娱心自乐，快意恣欲，将欲为治也。正教者皆始于音，音正而行正。故音乐者，所以动荡血脉，通流精神而和正心也。故宫动脾而和正圣，商动肺而和正义，角动肝而和正仁，徵动心而和正礼，羽动肾而和正智。"认为音乐也具备"动荡血脉，通流精神"的养生价值。《黄帝内经》认为不同音调对人体不同脏腑和器官有直接的影响，"天有五音，人有五脏，天有六律，人有六腑"，"脾在音为宫，肺在音为商，肝在音为角，心在音为徵，肾在音为羽"。唐代医家王冰注释《黄帝内经》的时候说道，"角谓木音，调而直也"，"徵谓火音，和而美也"，"宫谓土音，大而和也"，"商谓金音，轻而劲也"，"羽谓水音，沉而深也"。王冰指出不同的音调具备不同的风格，也可以产生不同的治病养生价值。宋代欧阳修也谈到过用音乐治疗疾病的经验："吾尝有幽忧之疾，而闲居不能治也。受宫音数引，久而乐之，不知疾在体也。"书法是中华民族的传统艺术，讲究凝神定气，气力风骨。经常练习书法，既可以锻炼筋骨，畅通气血，又能够怡情养性，寓静于动，是一种常用的健身防病、延年益寿的养生方法。

1644 年 3 月，闯王李自成率农民军攻入北京，崇祯皇帝自缢于煤山。

清圣祖康熙（1654—1722），讳玄烨，在位 61 年。康熙皇帝一生功勋卓著，自幼读书习武，身体强健，长于骑射，文武双全。在位期间，勤于政事，削平三藩，绥辑漠北。少时即知声色当戒，佞幸宜远。晚年能够看破生死，暮年为立储之事忧心。

康熙认为"凡人养身，重在衣食"，衣食适当就可以，即使是自己很喜欢吃的食物，也不要过量。他每天进膳两次，不喜欢烟酒及槟榔等物。贵为一国帝王，康熙能够吃到进贡的各地新鲜蔬菜，他主张饮食宜清淡，荤素搭配。还主张为了消化，饭后要营造愉快和谐的气氛，认为用餐以后应该谈好事，或者看看自己的珍玩器皿，这样有利于消化，令身体健康。

到了老年的时候，康熙更加注重饮食清淡，他主张老年人饮食宜清淡，每餐都应该吃蔬菜，能够吃的果品，应该等到成熟的时候才采摘来吃，有利于身体健康。《清稗类钞》记载，康熙皇帝老年时，每餐只吃一样菜，譬如吃鸡就只吃鸡，吃羊就只吃羊，不再吃其他的食品，剩下的食品都用来赏人。康熙认为七十老人，不可贪酱、咸物，夜间不可食饭，到了晚上就应该睡觉，灯下不可看书。他自己身体力行，觉得对身体很好。

康熙不轻易进食补药和一些神奇药物，认为喜欢吃补药的人，就像那些喜欢被逢迎的人一样，天下哪有喜欢逢迎而获得利益的人呢？所以吃补药，并不会对身体有大的利益。康熙五十二年（1713年），广西巡抚陈之龙上奏说：桂林的山中产灵芝，经常有祥云覆盖。服食灵芝，可以益寿延年。康熙皇帝则回答说：史册所记载的祥异之事非常多，对于国计民生没有好处。如果一个地方的收成好，家给人足，就是莫大的祥瑞，朕不必服食灵芝了。

康熙重视汤泉洗浴疗法，即"坐汤法"。他说自己对于"坐汤法"了解很多，因为这种疗法在满洲、蒙古、朝鲜最兴盛，只坐三七、三九。坐的时间不能太长，因为比较耗气。孝庄皇太后在世的时候，康熙每年都要陪孝庄皇太后去汤泉洗浴几次。康熙重视坐汤之后的饮食调理，强调坐汤以后，饮食要多加些，得用肉食补养身体，羊、牛、鸡、鹅、鱼、虾之外，其他可以不用禁忌。

小知识

雍正皇帝《咏汤泉》云："凌云兰殿郁崔嵬，绕榄涟漪温液回。养正为能恒净洁，莹心不止荡氛埃。宿含炎德珠光润，只觉阳和涧底来。著绩岂徒堪愈疾，溶溶一脉万年开。"

康熙并不相信方士长生不老之说，认为道士自夸修养得法，是大言不惭，神仙怎么可能降临人世间？有一次南巡的时候，江湖方士王来熊进献了一本炼丹养身书，康熙斥为"妄证不足信"。他讲，人人有生必有死，这是天地循环之理，仙丹妙药吃了可以长生不老，这都是无稽之谈，荒诞不足信。

康熙皇帝注重养心积德，认为为人处世，当常寻欢喜。因为欢喜处就会有一番吉祥景象。欢喜则动善念，愤怒则动恶念。他肯定古人之言："人生一善念，善虽未为，而吉神已随之；人生一恶念，恶虽未为，而凶神已随之。"

康熙皇帝经常畋猎于边塞。雍正皇帝回忆说，他的父亲康熙神武天授，射箭挽工，超越千古，蒙古人见了，无不惊服。康熙身体康强，如天行之常健。虽然年事已高，但不减壮盛之时。

小知识

康熙晚年作诗云："淡泊生津液，清虚乐有余。虀霜惭薄德，神惫恐高誉。苦好山林趣，深耽性道书。山翁多荠薯，粗食并园蔬。"

清高宗乾隆皇帝（1711—1799），讳弘历，享年89岁，在位60年。满族人"以弧矢威天下"。康熙皇帝重视文武兼备，教训皇族子孙练习骑射。所以乾隆皇帝自幼既课以诗书，又兼令娴习骑射。清朝祖制，宗室习射，主要亲王至闲散宗室10岁以上成员组成左右两翼，左翼在每月初七、十七、二十七日演习骑射，右翼以每月初二、十二、二十二日演习骑射，地点在镶黄旗教场。所有爱新觉罗家族成员一定要参加。康乾时代，"木兰秋狝"就是皇室成员和王公大臣在塞北举行的大规模的骑射围猎活动。乾隆皇帝文武双全，娴熟弓马，多次在避暑山庄的皇家射箭比赛中大显身手，80 岁高龄还去行围狩猎。乾隆皇帝一生 7 次东巡，2 次西巡，6 次南巡，2 次北巡。

日常养生，乾隆皇帝注重起居有常。早上 6 点起床。上午处理政事，中午会午休。晚上看书习字，作文赋诗。日常膳食以新鲜蔬菜为主，肉类吃得少，注意不过饱。夏天喝清凉解暑的绿豆粥，秋冬用鹿肉、熊掌等名贵食物进补。冬天常吃一种叫作"八珍糕"的点心。这种糕点是用人参、茯苓、山药、白术、扁豆、芡实、薏米、糯米面、白米粉、白糖等上锅蒸熟，晾凉后食用的，具有健脾补肾的功效。

乾隆一生爱好广泛，能诗善文。一生写诗 4 万余首。喜欢书法、绘画、戏剧、音律等。乾隆皇帝总结了养生四诀："吐纳肺腑，活动筋骨，十常四勿，适时进补。""十常"就是齿常叩、津常咽、耳常掸、鼻常揉、睛常转、面常搓、足常摩、腹常运、肢常伸、肛常提。"四勿"即食勿言、卧勿语、饮勿醉、色勿迷。

代茶饮

代茶饮为传统中药剂型之一，一般是用中药（单味或复方）代替茶冲泡、煎煮，饮用的时候像喝茶一样。代茶饮服用起来非常方便，如果与患者病情对症，效果也很显著。代茶饮不像中药味道很浓，它的味道比较平和，适用于长期饮用，调理身体。无病保健，有病治疗。

清宫自道光年间开始，较为普遍采取代茶饮，中药都是御医随症所开药方，符合患者体质，深受帝后欢迎。属于补益类的代茶饮有补气、补血、补阴等类。例如光绪某年十二月二十九日，太医就用五味异功散为方，为光绪皇帝开了代茶饮：西洋参一钱，云茯苓三钱，漂于术一钱五分，炙甘草八分，橘红五分。此方具有补气健脾的功效。

光绪某年九月二十四日，珍妃身体不适，当时的御医为她开了和胃代茶饮：当归身二钱，川芎二钱，白芍二钱，生地二钱，广木香一钱五分，枳实二钱，苍术二钱，焦三仙各二钱。此方以补血药为基础，加以理脾之品。

光绪二十四年十月二十二日，御医为慈禧太后开了益气生津代茶饮：人参六分，鲜石斛二钱，麦冬二钱，鲜青果五个，老米一两，水煎温服。此方能够益气养阴、生津和胃。

光绪某年八月二十四日，御医以清燥救肺汤为基础，为光绪皇帝开了代茶饮：西洋参一钱，甜杏仁二钱，生石膏三钱，真阿胶二钱，枇杷叶五分，黑芝麻三钱，麦冬二钱，冬桑叶一钱五分，生黄芩一钱五分，白苇根三钱，焦三仙二钱，炙甘草六分。此方可以滋养肺阴、生津润燥。

清代北京城区的医药习俗

清代人李虹若在《朝市丛载》一书中记载了光绪年间北京城区的一些医药习俗。

眼药："光明匾额挂高楼，寄卖红条利遍搜。若欲购求真正药，除非亲自下通州。"这首小诗告诉人们，通州地区能够买到比较地道的眼药。

春方药："遍城贴报作生涯，年少多情意太痴。若久服来腰蓄热，恐将搭背发难医。"这首小诗告诉人们，北京城贴春方药广告的非常多，年少之人久服此类药，将来恐怕会伤肾、伤身，一旦如此，医生也不好医治。

行医："满城贴报播声名，世代专门写得清。怂恿亲朋送匾额，封条也挂'御医生'。"北京是帝王之都，御医很多，开诊所的为了提高自己的知名度，喜欢挂上"御医"的招牌。

华佗庙："酬医无补病怜膏，谁道神犹爱瓣香。不问人间求妙药，偏于此地觅仙方。"农历四月十五日是华佗神医先师诞辰，药王庙会举行庙会，供人们祈福。明清时期，北京约有10座药王庙，以东、南、西、北四大药王庙最为有名，其中南药王庙的规模最大，香火旺盛。

另有吕祖阁庙会，农历四月十四是吕祖纯阳祖师圣诞，这一天吕祖阁举办庙会。同时，每月初一、十五两天举办庙会，香客很多。吕祖阁庙会中有"孚佑帝君灵签"，香客们可以到这里抽签占卜吉凶。虔诚的香客会用黄纸包一些香灰，认为吃了以后能够治病，这样的香灰称作"炉药"。人们期待去庙会后能够带来福气，驱邪禳灾。《旧都文物略》记载："（庙会后）凡祭赛事毕，先后散于庙内外肆摊购绒绫花朵，插帽而归，谓之'带福'。遥望人群，则炫烂缤纷，招颤于青峰翠柏间，其风物真堪入画也。"

北京的庙会很多，内容也是丰富多彩，香客也很多。《燕京岁时纪》记载了部分庙会的盛况："妙峰山碧霞元君庙，在京城西北八十余里，山路西四十余里，共一百三十余里，地属宛平。每庙四月，自初一开庙半月，香火极盛。凡开山以前有雨者谓之净山雨。庙在万山中，孤峰矗立，盘旋而上，势如绕螺。前可践后者之顶，后可见前者之足。自始迄终，继昼以夜，人无停止，香无听烟。奇观哉！""近日之最称繁盛者，莫如北安河。人烟辐辏，车马喧阗，夜间灯火之繁，爆如列宿。以各路之人计之，共约有数十万。以金钱计之，亦约有数十万。香火之盛，实可甲于天下矣。"

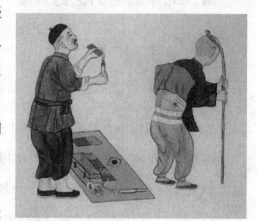

卖膏药摊子

现代学者张中行在《北平的庙会》中写道："记庙会颇难，因其太杂。地大庙破，人多物杂，老远望去就觉得乱嘈嘈，进去以后更是高高低低，千门万户，东一摊，西一案，保你摸不着头脑。但你看久了以后，也会发现混乱之中正有个系统，嘈杂之中也有一定的腔调，然后你才会了解它，很悠闲地走进去，买你所要买的，玩你所要玩的，吃你所要吃的，你不忍离开它，散了以后，再盼着下一次……"

《燕京杂记》记载："民间称医生为大夫，也称郎中。京师医生不言谢金，不言药资，唯说车马钱耳。医生车马钱，各有定价，视其医之行否以为丰啬，价一定，虽咫尺之路不为减，十里之遥不为增。其有盛名者，家累巨万，虽太医院不及也。"这种现象持续到民国时期。

民国时期的中医院校

北平国医学院

1929 年，因为中医界抗击国民政府"废止国医案"取得了部分胜利，孔伯华、萧龙友、施今墨等北京中医界名流共同商讨而开办北平国医学院。最初称作"北平医学校"，学校建在北京市西单太平湖五道庙，之后迁到丰盛胡同，称作"北平国医学院"（从第十一班开始更名为北京国医学院）。孔伯华任院长，萧龙友担任董事长，汪逢春、韩一斋、金书田、左季云、刘一峰等人担任董事。

学院从办学、入学、教学到考试等程序，都依据正规化大学要求制定。考生报考北平国医学院必须具备高中毕业或同等学力经考试合格后才能入学，生源主要来自北平、天津、山东等地。学制四年，毕业后跟师学习一年。每学期有期中考试和期末考试，都记入成绩册，公布评分结果。班级分为研究班、医科班、预科班三种。研究班就是速成班，学生们曾经学习过中医，对中医有一定的基础，年龄偏大，学制是二年；医科班（类似于现在医学院校的医疗系本科班），学员文化水平一般，学制四年；预科班也就是专修班，学员文化水平偏低，学制四年。

北平国医学院的教师都是当时知名中医。课程以中医教学为主，并开设少量的西医课和专题讲座。教材是任课老师自己编写的。教学中医特色突出，讲授的课程包括：孔伯华讲古文课，赵树屏讲中国医学史，韩一斋、曹养舟、殷佩之等讲内经，李卓如、周福堂、韩纪元、任广毅等讲伤寒论、难经，左季云、任广毅、潘蔼阳、宗馨吾等讲金匮要略，刘润甫、张菊人等讲温病学，清皇族后裔金书田讲温病和中医诊断学，孟仲三讲中药学、法医学，等等。西医课程包括解剖学、内科学、细菌学等。学员们回忆，当时有解剖学和内科学，但不是主科，还是以学中医为主。

学院还会举办名医专题讲座，如：姚英广主讲中医杂病治疗经验、马龙骧主讲中风等。

教学过程中，重视学生的医德教育，注重理论联系实际。院长孔伯华、董事长萧龙友亲自带学生实习。萧龙友认为，学校和医院应该并设，使学生的学习与临床互有经验，这样才能取得良好效果。学生毕业以后参加政府考试，取得开业执照后就能够行医。

1937 年，孔伯华在《北平国医学院同学录》的题词中说："承同人推选为本院院长……幸同仁热心赞助，各生亦自知竞进，七年以事，幸能存在，吾衷窃慰，国医从此或可稍存一线之生机也。"1937 年七七事变以后，伪政府想接管北平国医学院，师生们坚决抵制，校址被迫三迁，伪政府还经常扰乱教学秩序。北平国医学院坚持办到 1943 年。前后办学 14 年，共培养学员 700 余人，招生 13 班（届），毕业 11 班（12、13 班没有毕业，只是发给了肄业证书）。

北平国医学院的孔伯华院长和萧龙友董事长都是京城德艺双馨的名医，以他们为首的中医教育团队，为民国时期中医教育和中医的发展谱写了重要的篇章。

华北国医学院

1932 年春，施今墨与魏建宏、刘肇甄等人共建了华北国医学院，学校位于北京西城大麻线胡同。施今墨任院长，魏建宏任教务长。张瑞祺、杨伯澄、朱壶山、施光致、陆湘生、刘砥中等为教授。赵炳南、周介人、方伯屏、姜泗长等也在该校任过教。

华北国医学院的办学宗旨是"以科学方法整理中医，培植专门人才，决不拘泥成法，故步自封"，"希望阐明先哲之遗言，借助新医之实验，为人群造福"。该校致力于以"研究整理中国医学，应用科学方法，做新国医教育，培养医学人才，应社会之需要"为目的。开设的课程以中医课程为主、西医课程为辅，包括医学史、伤寒、金匮、处方学、内科、外科、妇科、儿科、药物学、解剖学、病理学、法医学、眼科及耳鼻喉科等。课程设置体现了以中医为主，中西结合的办学方针。施今墨主张用西医之长弥补中医之短，注重汲取西医科学化的病理分析和诊断方法的优势，与中医的丰富经验相结合。提倡中西医汇通，重视医德教育，注重理论结合实践。

学院每年招收一期学生，学生必须具有高中或同等学力，学制四年，生源来自全国各地，以河北的学生居多。华北国医学院学员最初只有 20 余人，到 1936 年有 4 个年级共 200 余人。施今墨在《华北国医学院第二届毕业纪念刊·序言》中讲道："中医之生命，不在外人，不在官府，而在学术也，学术成否，当然在乎学校……这种振兴中医药学的坚强信念激励着学院的师生员工们在极其困难的情况下使学院工作坚持了下来，他们安贫乐道，齐心协力，为办好学院而奋斗。20 世纪 30 年代的北平地区战乱不断，农村连年饥荒，一些学生被迫退学，其中第二期学员在 1936 年毕业时只剩下 26 人，女生 6 人只剩 1 人，但大部分的学生仍继续完成了学业。"

日寇占领北平以后，想收华北国医学院为"国立"，华北国医学院遂自行停办，以等待时机。

1946~1949 年，因为国内战争的影响，华北国医学院几乎停办。1949 年 2 月重新组建了教务会。1950 年 2 月，华北国医学院被卫生部接管。从 1932 年建院，历时 17 年，招生 16 班，学生入学人数 636 人，毕业 347 人。很多学生后来成了名医、专家、教授。

北平医学讲习会

北平医学讲习会是 1939 年在北平开办的一所业余医学夜校，最初叫作"国医讲习所"。后来因为北京市公署卫生局命令所有开业医士均应讲习新医学知识，因而改称为"医学讲习会"。学校地址在午门外朝房。学制为一年，分为两学期，以讲座为主。每周学习 3 次，每次 2 小时。教师自己制作讲义，讲课之前印发讲义。讲授的课程包括诊断学、新生理学、方药论、外因病论、内因病论、医案论，并在课堂上模拟病历讨论。

当时的日伪政府把北平医学讲习会当作发展北平医学，奴化中国人的一种手段，因而支持办学。该讲习会招生面广，普及性强，当时的北平名医汪逢春、仇即吾、赵树屏、张菊人等人曾在此任教。

民国时期的中医学会

追溯历史，中医界中曾经不乏仁人志士为引导中医药走向坦途和光明前途而不遗余力，其中结成中医团体就是一种主要形式。中医学术团体曾是我国成立最早的学术团体。明代隆庆二年（1568 年），在北京，由徐春甫等发起和创办了民间医学学术团体"一体堂宅仁医会"，该医会开中国乃至世界科学技术团体之先河，显示了中医药在我国乃至世界科技发展史上的地位和作用。然而，此后的 300 多年时间里，我国科技社团一直没有得到发展。

19 世纪末，受西学东渐的影响，各种学术团体应运而生并活跃一时。维新派康有为、梁启超、谭嗣同等曾提出"仿西学，建学会，广人才，振中国"的主张，梁启超发表著名《论学会》一文，文中写道："道莫善于群，莫不善于独。毒故塞，塞故愚，愚故弱；群故通，通故智，智故强。""国群曰议院，商群曰公司，士群曰学会。而议院、公司，其识论业艺，罔不由学。故学会者，又二者之母也。"精辟地论述了学会的作用和地位。20 世纪初比较有名的学术团体是几位留美学生发起建立的"中国科学社"。其宗旨为"联络同志，研究学术，以其图中国科学之发达"。当时中国南北各地也相继创办了中医学会和医药学术团体，出现了一些自发的中医行业性组织，如中医师工会、中医学会、中医联合会等。1905 年由外国留学归国的医生发起成立了中华医学会，这对当时的中医是一个启发。

清宣统二年（1910 年）翰林院侍读学士恽毓鼎奏称京都创办"医学研究会"，

获准立案。

中华民国建立后，中医学会和学术团体日渐增多，有以整理、研究和发展中医学为主要宗旨的各类中医学会、研究会，有以沟通中西医学、发展或提倡中医科学化的中西医学研究会（社）。这些学会和学术团体，对于推进中医学术的研究、交流，维护发展中医药学，做出了许多努力和贡献。

1929 年，发生了"废止国医"事件，在广大中医同仁的共同努力下，"废止国医"事件中医界取得了胜利。在这样的背景下，又出现了一些新的中医学术团体。赵树屏曾讲过，"近年以来，国人受东西学者研究中医之影响，亦思有所振作，国医复兴论更为医界同仁之共鸣，医药团体之成立不为不众矣……较有代表性的学术团体，如'国医砥柱社''北平国医职业分会''国医求是社''北京中医学社'也恢复了活动"。

北平中医学社

这是一个在北平生存时间最长、最有影响的中医社团，成立于 20 世纪 20 年代，发起者和组织者主要是清朝晚期御医。清朝晚期太医院院长赵文魁担任名誉社长，御医全诚斋担任社长，御医袁其铭担任副社长。这个社团整理编辑了清代御医的相关资料，编撰了清代《太医院志》，对清代太医院的组建、发展、沿革和规章制度等进行了详细描述，是一份珍贵的史料。整理了一批古典医籍，最有影响的是重新修订了明代医家王肯堂的《医统正脉》。

《医统正脉·续刊记》言："《医统正脉》一书，为明王肯堂氏所汇辑，诚医籍大观也。原版藏于浙，是书之流行于世者甚少，医者每引为憾焉。清光绪之季，景帝出内帑设施医局，命太傅陆凤石（公讳润庠）为管理大臣，陆公……广搜医典，乃得是书之版而藏于医局……民国十二年，中医学社成立，总干事吴焕臣君留心古籍，因曾充施医局医官，访知版之所在，遂白于社，将谋重印，以公诸世。适全顺、其铭主席斯社，以吴君之意饷我医界间接更造福于人生，洵属益举。当据以请于管理太医院事务张公（午樵）、佟公（质夫）、院使赵公（文魁）、院判郑（慎之）、范（寿臣）两公之数公者，皆见义勇为，慨允代为向内务府大臣陈请。不数日，得当道许可，遂将版移转于本社，唯版存十余载，风日摧残磨灭，朽裂者不少，当由本社集资，重行修补，始得有今日之续印……以推广于世，本社更得附以垂之久远焉。"

在全国"废止中医"的舆论中，这个中医学社的活动持续了 4 年就停止了。1936 年，北平中医学社恢复成立，但与原来的组织已经是名同而实异了，此时的董事长由施今墨担任，社长由董德懋担任，目的是创办《中国医药月刊》。该社团同时编著了很多中医药文献。

《中国医药月刊》的办刊宗旨在于发扬东方文化，研究国医学术，认为"每种学术之进步与衰落，皆视其教育程度之如何。中医有数千年之历史，何至今日萎靡不振者，亦即乏团体之研究不重视教育故也。盖以中医学术数千年来已忧私传密授之制，每有发现决不公开，专以自利为前提，不顾学术之发展，因之九传七，七传五，而四而三，以致历史虽久，今人反不如古人，若干年后恐怕更加不如今人矣！"

《中国医药月刊》由董德懋、周铉章主编，栏目设有言论、医药研究、医学专著、医林丛谈、医学常识、药物研究、针灸讲座、处方粹选、中医高级讲座等。《中国医药月刊》记载了北平中医学社的创办始末："本社成立于民国二十五年，为董事长施今墨先生及理事周介人先生、陆湘生先生创办，以发扬文化，研究国医学术为宗旨。社员多人，皆系医界同志。自事变以来，周介人先生居然作古，陆湘先生亦以诊务繁忙，无暇及此。以至所有社员，多未通声息。年余以来社务殆成停顿状态，今由董事长施今墨先生及本刊编者董德懋氏重为整理，一切社务加以刷新，并已蒙北平市署准予备案，临时政府予以登记……并对于将来医药学术皆另有发展之计划。今后凡有医界同道与本社宗旨相合，愿加入本社者，经本社审查合格后，即可发给社员证书认为本社社员，备有简章，函索即寄。"

20 世纪 40 年代，"北平中医学社"更名为"中国医药学会"，并参加了"世界科学社"。该社团扩大了北平中医在全国的影响，对促进北平中医药的发展产生了积极的作用。北平中医学社在中医学术发展方面，做了不少有价值的工作。

附：《北京中医学社征求社员启事》

凡对于医药学术感兴趣，研究三年以上者，皆可入社。入社时须填写社员登记表，书明姓名、年龄、性别、籍贯、现在职务、详细通信处及半身相片等，以备查考。入社时须交纳入社费洋二元，常年会费一元，证书费洋二元（共五元），南洋及国外须加邮资一元五角，一并交齐。由本社认可后，发给社员证书，即为正式社员。

"北京中医学社"社员的七项权利：

一、赠刊：本社出版之《中国医药月刊》定价全年二元，社员得享受全年赠阅之权益。

二、社员赠送精美证章一枚。

三、照片：社员入社时，可将本人最近半身照片两张寄交本部，本社为之义务制版，登于本社出版之刊物上，俾社员可以互通声气，有相应相求之便，无孤陋寡闻之憾。

四、疑难：社员对医学研究如有疑难问题，本社可予以在读者园地解答。

五、著作：社员对于医学研究如有心得者，可在本社刊物上发表，若特别有价值者，本社可代为出版，以便普及社会。

六、优待：社员购买本社出版及代售书籍时，得受享特别折扣，以示优待。

七、社员于医学上如有特殊贡献者，候有机会，当可介绍职业。

北平国医职业分会

这是一个日伪政府支持开办的中医药社团。北平中医药界借助于这个社团举办了大量学术活动，创办了《北平医药月刊》，并且开办了中医诊疗所、中医研究班、中医讲习所等。1935年《北平医药月刊》在北平创刊，宗旨在于"本诸心得经验，各抒所见，扫尽浮言，阐明真理，冀垂绝之学，或可晦而复明"。开设的栏目有：论坛、医学商讨、医学常识、专著、医案、药学研究、医药汇闻、医疗纪实、医学小说、文艺等。

国医砥柱社

这是一个华北国医学院学生杨医亚等联络北平和全国知名中医药人士为发展中医学术而创建的团体，出版了杂志《国医砥柱》，在全国发展了多个分社。1937年在北平，钱今阳、杨医亚担任《国医砥柱》主编。这是一个抗日战争时期在敌占区坚守时间最长的中医刊物。抗日战争时期，该杂志在香港、澳门和国民党统治区、解放区都产生了很大影响，并销往美国旧金山、马来西亚、日本等地，对推广中医药学术产生了一定影响。

国医求是月刊社

这个社团的主要任务是创办《国医求是》杂志，学社生存时间较短，社会影响也不是很大。

中国医药学会

1947年，由施今墨、孟昭威等人发起成立中国医药学会。该学会主旨在于："概中西医之深筑鸿沟，念特效药之急待发明，心有互证对勘，取长补短，志切社会生新，有所发明"，"乃集中西医界同志组成中国医药学会，其唯一之目的，即以科学方法整理中国医药，以期发皇旧学，融汇新知。本此宗旨，以策进行。所有拟办事业，务期次第实施，如成立学术研究组、发行定期医药期刊、设立义务诊疗所、成立医学进修班、改良制造国药，以及附属事业等。此种事业之推动，均依归于科学文化"。但申请办会遭到当时北平市政府社会局以"查本市已有中西医师公会之组织，所请筹备中国医药学会各节，应勿庸议"为名予以驳回，最后不得不从名义上挂靠在已立案的"世界科学社"名下，以求得中医药学术的研究与发展。后因时局动荡变化，该会活动仅维持一年多而自行解散。

教会医学

　　1844 年，英国传教士洛克哈持在上海建立了一所仁济医院。1957 年底，洛克哈特辞去职务回国休假，当时正值第二次鸦片战争时期，英、美、法、俄四国与清朝政府签订了《天津条约》。洛克哈特要求英国政府派遣传教士到中国去，扩张英国殖民者在中国的势力，他的建议得到了英国政府的赞同。1860 年，清朝政府同英国签订了《北京条约》。1861 年，洛克洽特作为英国驻华使馆的高级医生来到北京。他的职责主要是为英国使馆的工作人员及其家属治病，保护英国公使的健康。同时，他也与伦敦会总部联系，想在北京开办一所医院，给中国人传教和看病。在他的努力下，北京施医院终于开门施医，洛克哈特主管这所医院，这是北京第一所西医医院。

　　1864 年，洛克哈特回到英国，英国人德贞医生接管了这所医院。1865 年的时候这所医院迁到了北京东城米市大街一座佛教寺庙里面。医院有病床 30 张，医院条件得到了改善，英国人也给这所医院资助，这所医院在当时的北京很有影响。1871 年，清朝政府聘请德贞医生在北京同文馆的科学系中开设解剖、生理课。直到 1903 年，清朝政府才在京师大学堂增设医学馆，在"钦定学校章程"中规定解剖课"只许模型观察，不许尸体解剖"。

　　1875 年，美国卫理公会派遣医生到北京。库姆斯毕业于美国费城女子医学院，到北京开办了西医诊所，后来与戴维斯创办了具有 35 张床位的妇婴医院，医院建立在普通的民房里面，但是手术室设置得很讲究。1877年的时候，这所医院的所有工作交给了霍华德医生。

1879年，美国长老会在北京安定门内二条胡同重开道济医院。1889年，英国圣公会也在北京开办了一间诊所。

1900年，法国医生和几名修女在北京建立了天主教医院，主要为传教士、学生和一些穷人治病。1904年，天主教又开设了东单病院，床位有60张，主要为穷人治病。法国人于1902年在北京东交民巷西口建立了一所床位34张的医院，包括门诊部、药房和放射科、电疗室等。1903年，美国人在北京哈德门和东交民巷拐角处，建立了美国霍普金斯纪念医院，这所医院是由美国马萨诸塞州霍普金斯捐修的。之后，增设了结核病疗养院。1906年，英国圣公会在北京开办开圣卢克医院及诊所。

1921年夏，在北京教会医学会的指导下，北京在高等院校中发展卫生教育运动，由北京大学执委会直接负责。在暑期为北京协和医学院的学生做了关于公共卫生的演讲。受此影响，北京在东城区建设了卫生中心，推动了北京公共卫生的发展，这个卫生中心也成为北京协和医学院学生的训练基地。

西医院校的创办

北京协和医学院

鸦片战争之后，帝国主义势力从各方面进入中国，西方的商人、传教士、医生等开始在中国设立医疗机构，扩大西方文明在中国的影响。1921 年，北京协和医学院成立。这是洛克菲勒基金会在中国最有名的一项投资。这所医学院开始筹建是从 1915 年起，选址动工在 1916 年，1921 年的时候正式落成。这所医科大学把当时美国最先进的约翰·霍普金斯医学院的教学计划、模式等移植到中国，目的在于培养高质量、高水平的医学人才。

协和医学院的前身是"协和医学堂"。义和团运动的时候，英国伦敦会医生科克伦在北京开有诊所，他得到了慈禧太后和太监李莲英的认同，慈禧捐助他白银一万两。1906 年的时候，伦敦会和其他几个教会联合开办了"协和医学堂"。

辛亥革命前后是我国医学教育面临转型的时刻，西方教育制度和理念被引入，医学教育也受到了影响。美国石油巨头洛克菲勒对中国的医学事业产生了兴趣。洛克菲勒在美国出巨款兴办医学，作为慈善事业。后来，他在中国投资传教、慈善和医学事业，并在 1909 年、1914 年和 1915 年，三次派考察团到中国进行考察，包括中国当时的社会、教育、卫生、医院、医学教育等状况。最后，考察团认为可以在北京建立一所高水平的医学院。1914 年，洛克菲勒拨款设立中华医学基金会支持这一事业。

1915~1921 年，北京协和医学院建成，耗资约 750 万美元，建筑外形改造为宫殿式，雕梁画栋，内部则全为现代化装备。洛克菲勒基金会为新学校选派了一批来自英、美、加拿大等国家的教员。1921 年 9 月，协和医学院举办了隆重的开幕式，洛克菲勒基金会和中华医学基金会的代表、中国政府的代表等参加了本次开幕式。

协和医学院办学模式以美国约翰·霍普金斯医学院等为榜样。学校实行八年学习制，其中包括三年医预科。同时开办了高级护士学校。为了保证教学质量，每年招收医生和护士学生都不超过 30 人。录取学生需要考察入学考试的分数，也要参考预科的学习成绩和推荐情况等。学校还实行淘汰制，第一、二学年的时候，学习成绩差或者是健康等因素导致留级或者转校者，占入学人数的三分之一或者更多。进入协和医学院和从协和医学院走出，都是很辛苦的。协和医学院的毕业证书上有当时纽约州州长的亲笔签名。

协和医学院从开办之初就采用英文教学，因为英文可以直接吸收世界医学的知识和成果，也可以进行国际交流。教学过程中强调启发式教学，注重理论结合实践。为了培养高质量的人才，每年该校都会送一些有几年工作经验的优秀青年医生、教师和护士到欧美各国进修，由学校负担全部费用，学期为一年或两年。中华民国教育部在 1930 年的时候认可了协和医学院。

1942 年初，因为中日战争，协和医学院被迫关闭。1945 年日本投降后，协和医学院获得重建。1947 年复校。医学院设置的院系包括：生物化学系、解剖学系、药物学系、生理学系、内科学系、外科学系、产科学系、小儿科学系、皮肤科学系、神经精神病科学系、眼科学系、公共卫生学系等。

新中国成立以后，该校更名为中国协和医学院。1957 年，并入中国医学科学院。

北京医学专门学校

1903 年，清朝政府在京师大学堂建立了医学实业馆。1904 年，改称为医学馆，地址在北京市和平门外八角琉璃井，1907 年停办。1910 年，施医总局买下了这个地方。1911年，辛亥革命胜利，推翻了清王朝。1912年10月26日，中华民国教育部任命汤尔和先生为北京医学专门学校校长，这是中国第一所国立西医学校。当时的教职工有9人，学生72人。汤尔和在开学典礼上指出，学校的办学目的是"促进社会文化，促进文明，减少人们痛苦，用学术来和列强竞争"。

汤尔和是组织学教授，根据医学教育的实际，结合中国的国情，他制定了《解剖条例》，并呈文教育部请求公布。1913年11月教育部公布了《解剖条例》，这是中国历史上第一个关于解剖的法令，为中国医学学科的发展做出了贡献。

1915年2月，北京医学专门学校建立了诊所。1923年9月，该校改建为国立北京医科大学校，在学校设置医学生六年制学制。1927年国立北京医科大学校被改组，与北京其他国立高等学校合并为国立京师大学校，成立了国立京师大学校医科。在这一年，学校诊所成为学校的附属医院。1928年11月，京师大学堂改为国立北平大学，医科成为医学院，称作北平大学医学院，目的在于培养医学专门人才。

1931年，该校建立了我国第一个法医教研室。抗日战争爆发后，医学院被迫停顿，1938年5月复课。1945年12月，北京公立大学被统一改编为"北平临时大学补习班"，北平大学医学院改编为"临时大学补习班第六分班"。1946年7月，北京大学复校，北平临时大学补习班第六分班及其附属医院被并入北京大学，成为北京大学医学院。

民国时期医学各学科的创建和发展

生理学

1922 年，协和医学院的外籍教师成立了"中国实验生物医学会北平分会"，协和医学院的部分中国教师参加了这一学术活动。从国外留学回来的中国学者认为，应当成立专门的学会发展中国的生理学事业。1926 年 2 月 27 日，由北京协和医学院生理学系主任林可胜教授提议、吴宪等 17 名中国和外籍学者参加的中国生理学会在北京协和医学院宣告成立，林可胜是第一届会长。

1927 年 1 月《中国生理学杂志》创刊，到 1937 年，会员有 113 人，共举行了 10 次年会。会员的专业有生理学、生物化学、药理学、微生物学、病理学和临床医学等。

1937 年抗日战争爆发以后，中国生理学会的全国性学术活动被迫停顿。北京多所大学迁到西南三省（四川、云南和贵州）。南京中央大学医学院迁到成都，当时的生理学系主任蔡翘教授主持了中国生理学会成都分会，生理学工作者在抗战时期坚持科研和学术活动，出版了《中国生理学会成都分会简报》。留在北京，代理协和医学院生理学系主任的张锡钧教授，继续出版《中国生理学杂志》。1941 年日军占领了协和医学院，《中国生理学杂志》停刊。抗日战争胜利后，1948 年该刊复刊。

生物化学

1919 年，协和医学院组建了由生理学、生理化学和药理学组合的系，伊博恩负责，开设生物化学课。1921 年，从美国麻省理工学院回国的吴宪，与埃姆布瑞和汪善英一起讲授生物化学。

1924 年，北京协和医学院建立了生物化学系，吴宪担任系主任。为了发展生物化学事业，协和医学院引进了从美国留学回国的生物化学专家林国镐、周田、张昌颖等，同时培养国内的年轻生物化学人才。北京协和医学院生物化学系是当时中国生化教学和研究的中心，标志着中国生物化学学科的形成。

1919 年，吴宪提出"血液系统分析法"，能够制出无蛋白质的血液，使血液中氨基酸、肌酸、肌酸酐、尿素等成分可以测定出来。1929 年，在波士顿召开第 13 届国际生理学会，吴宪在会上提出蛋白质变性学说，指出天然蛋白质分子不是一长的直链而是紧密的结构，依靠肽键之外的其他键，把肽链的不同部分连接而形成，容易从有规则的折叠排列形式变成不规则和松散的形式。吴宪的学说现在还为生物化学教科书所采用。

清末官医院

清朝末年全国各地陆续建立了一些医院，包括西医医院和中医医院。有人撰文指出医院的好处有六个方面：

医院之设有六利也：有易于沾染之症病者住院，家人可免再病，一利也；住院之后，俾医者朝夕施治，体察病情，易于奏效，二利也；贫者省延医服药之费，能安心住院，三利也；且起居较便于家，房屋较于家为洁，病者所宜，四利也；家人不致忙乱，仍可营生，病者得以静养，五利也；如疯人及诸恶病，另设别院，俾皆得所愈则固妙，否亦可终其天年，六利也。[①]

光绪末年创建了两所官医院：内城官医院、外城官医院。这两所医院属于中医和西医并存的官办综合性医院，内城官医院由内城巡警总厅管理，外城官医院由外城巡警总厅管理。医院实行院长负责制，下设办公室、医长室、医官室、手术室、药房和临床各科病房。病房有普通养病室和特别养病室，以及单独的传染病室与癫痫病室。办公室有管理员、稽查员、中西监督等，负责医院管理。医院有医长、医官、护士、司书生、司药和药工等人，医院还雇用差夫、杂役和巡警等。

内城官医院创建于光绪三十二年（1906年），地址在东四什锦花园胡同。外城官医院创建于光绪三十四年（1908年），当时民政部奏请建外城官医院，并上奏折

---

① 佚名.述客言中国宜广设医院［N］.申报，1895-12-03（4）.

说："臣部于上年正月间奏报开办医院，渐著成效，摺内声明，拟于外城再设医院……唯外城地面素称广阔，距内城医院较远，其偶抱疾病者，咸苦难于就诊，每每又向隅。本年春夏天气亢旱，外城病人尤多。"刚开始的时候医院建在和平门外梁家园胡同，之后迁到了香厂路（就是今天的北京宣武中医医院的地址）。这两所医院由朝廷批准建立，由民政部卫生司郎中负责筹建。建立这两所医院的目的是推行新政，促进卫生状况的改善。医院除了为患者治病外，还负责防疫等。

医院采取门诊公开的方式，普通老百姓可以挂号后进行治疗，公职人员可以优先。人们可以在这里接受西医大夫的治疗，并服用西药，因为西药多为片剂、粉剂或者是水剂，服用起来非常方便，受到人们的欢迎。

这两所医院西医人数相对少些，中医界知名人士如袁鹤侪、孔伯华、赵云卿、李少轩、陈世珍、杨浩如、陈伯雄、张菊人、王旭初、吴焕臣、张友松等都在内外城官司医院供过职。袁鹤侪还担任过内城官司医院医长，杨浩如担任过外城官司医院医长。

1911年1月，北京出现鼠疫，内城官医院与外城官医院为这次疫情防治做出了重要贡献。这两所医院配制预防及消毒药品，并告示民众，如果有此种疫病发生，或所患病状近似此疫症者，应该立即呈报内外城官医院，以便随时诊察。

1930年，有人建议把内城官医院改成中医院，遭到了反对，有人问难："请问立一个中医院，将来北平市一旦发生了传染病的时候，中央防疫处、北平传染病院都说'要预防，要隔离'，中医院说'那是胡说，并不要紧，就一服药包好'。当局是听谁的呀？听了中医的，要西医干什么用啊？听了西医的，要中医干什么用啊？或者中西并行不悖，西医尽管去预防隔离，中医尽管准许自由行动？……这五千余年之经验的腐败中医，就是公众卫生的极大障碍物。"反对的声音是当时中西医之争的一个反映。内城官医院在1933年的时候改成了市立医院，由于政府不支持中医，内城官医院看西医的患者越来越多，西医也逐渐代替中医，占据了主导地位。

百年沉浮

甲骨文的发现与中药

中药所用的龙骨是古代哺乳动物如象类、犀牛类、三趾马等的骨骼化石。性味甘涩、平，入心、肝、肾、大肠经，有益肾镇惊、涩精止血、敛气安神、止盗汗等功效，是一味非常常见的中药。

1899 年古董商、金石学家王懿荣（当时担任国子监祭酒）有一次染疾服药，他看到药渣中一味中药"龙骨"上面刻着字，觉得很奇怪，去翻看药渣，发现上面有一种似文字的图案。结果他就把所有的龙骨都买下来，发现每片龙骨上都有这种图案。经过研究，他肯定这是殷商时期的文字。后来，人们找到了龙骨出土的地方——河南安阳小屯村，这些龙骨被命名为"甲骨文"，王懿荣也被人们尊称为"中国甲骨文之父。"

清末著名语言文字学家、甲骨文学家罗振玉，从 1906 年开始收集甲骨，收集了近 2 万片，并正确判定了甲骨刻辞的性质及出土处。郭沫若在《中国古代社会研究·序言》中言："在中国文化史上实际做了一番整理功夫的要算以清代遗臣自任的罗振玉，特别是前两年跳水死了的王国维……欲清算中国古代社会，我们不能不以罗、王二家之业绩为出发点了。"

进化论对中医学的影响

近代医学家丁福保言："西人东渐，余波撼荡，浸及医林，此又神农以后四千年以来未有之奇变也。"伴随着西医的传入与逐步立足于中国，原有中医"一统独尊"的医学局面被打破。由于文化背景、认识角度、指导哲学等截然不同，中西两种医学在接触后的比较与论争便不可避免。近代中西医论争是在近代中国社会发生剧烈变化，东西方文化激烈碰撞的背景下发生的，自然与当时的社会环境紧密相联，同时亦是中西文化论争的一部分。北京作为中国的文化中心，在近现代中西文化交流与碰撞过程中，中西医学文化的争论也在这个舞台上持续上演乃至当代。

进化论输入后东西方文化评判的变化

近代东西方文化碰撞以后，西学是以"夷之长技"的姿态进入中国人视野的。人们"师夷长技"以弥补"中技"的不足，目的是保卫"中体"。它的立足点是以"中体"来消化吸收"西用"的，前者是目的，而后者是手段，两者各有"体""用"而又彼此关联。这是洋务派"中体西用"的基本思路。

但是到了1898年前后，即严复的《天演论》出版之后，随着对进化论的翻译介绍的增多，"物竞天择，适者生存""天演""进化"成为最时兴的名词，进化论思想受到社会的广泛关注。20世纪初，有人在《民铎》杂志"进化论专号"上撰文说:"自从严又陵介绍了一册《天演论》以后,我们时常在报章杂志上,看见一大堆'物竞天择''优胜劣败'的话。这个十九世纪后半叶新起的学说,居然在半死不活的中国,成了日常习用的话……现在的进化论,已经有了左右思想的能力,无论什么哲学、伦理、教育,以及社会组织,宗教之精神,政治之设施,没有一种不受它的影响。"人们对中西关系的认识也出现了重大转变,中西之间的差异不再被视作各有"体""用"的文化上的差异,而是被解读为时间上的差异,是传统与现代的对抗,是进化时序上的先后。这时,"西学"也被舶来品——"科学"一词所替代,从"西学"到"科学",一字之差,它的背后却是人们在处理西学与中国的眼光与思路的大转换。

当代历史学家许倬云在其著作《万古江河——中国历史文化的转折与开展》中关于近代"时代思想与文化变迁"一节中,认为"严复《天演论》最有影响",他说:"当时知识分子,纷纷接受这一社会进化论的观点,以'进化'为标榜。于是,中西文化之争,本是对立并行之势,自《天演论》出,即一变为中国文化落后,西洋文化进步,中西之间是高低先后的差别了。""中"与"西"分别被贴上了"落后"与"先进"的标签,现代的法则就是落后就要挨打,先进必然要取代落后。科学就是先进者的独门秘籍,是先进的化身。因此科学就不再是中国人过去所谓的"奇技淫巧",它拥有了道德上的正当性,科学也不再是西学,它拥有了在全世界的普适性。"盖科学者,以其知识,历探自然见象之深微,久而得效,改革遂及于社会,继复流衍,来溅远东,浸及震旦(中国),而洪流所向,则尚浩荡而未有止也。"于是科学拥有天然的先进性,任何对它的置疑只能证明置疑本身的落后。

在洋务运动、维新变法中关于东西文化论争的话语模式,便逐渐从华与夷、中学与西学转变为1898年后的新学与旧学、现代与传统、进步与落后二分法的话语模式。自从国门被打开之后,中西文化之争,随着中学的节节败退,不知不觉之间从华夷之争变成中西之争,最后又变成了新旧之争,显然这不是一种简单的此消彼长,前面"华夷"语境里的褒贬,到了"新旧"语境中,"天朝"与"夷"产生倒置,不仅仅褒贬颠倒了过来,而且有了进化论意义的肯定与否定,对中国人尤其是知识分子更具有杀伤力与慑服力，使人们观念发生了重大转变。

著名社会文化学大师、社会历史学家、教育家陈序经作为全盘西化论者即认为，"学固有新旧之分，然没有东西、中外之分。质言之，学固有时间上的差异，而没有空间的不同"。冯友兰在其晚年的回忆录中亦说："在五四运动时期，我对于东西文化问题，也感兴趣，后来逐渐认识到这不是一个东西的问题，而是一个古今的问题。一般人所说的东西之分，其实不过是古今之异……至于一般人所说的西洋文化，实际上是近代文化。所谓西化，应该说是近代化。"

进化论促使中西医学价值评判发生变化

在进化论在中国广泛传播之前，尽管有人以西方医学做比照，对中医提出批评，甚至提出"废医论"，力倡"改良中医"，但因当时西医尚处于幼稚阶段，在中国也输入不久，立足未稳，中西医界尚未明显分化，故无显著冲突。相反，时人以空间观念，从华医与洋医、中医与西医两种医学的角度出发，将二者基本处于同一平台上进行横向比较，虽有厚中薄西、贬中褒西之偏，但无论非医人士如李鸿章、薛福成、徐寿、郑观应，还是中医人士如陈定泰、唐容川、朱沛文等，多主张中西医之汇通，长短互补。

然而在新学与旧学、现代与传统、进步与落后等二分法的话语模式下，作为中学一部分的中医，在当时几乎是唯一能在技术层面与西学中的西医相抗衡、互较短长的一门中国学问，自然受到批判者的格外关注，被戴上"旧医""封建医""玄学医"等帽子，价值认知从先前中西横向比较的空间观向新旧纵向对比的时间观转变，中西医价值比较的天平迅速向西医倾斜了。站在预定的立场上，作为"旧医"的中医与作为"新医"的西医相比，"落后"便成为题中应有之意。"当时不仅医学家倡导医学革命，即一般海内的学者，也极力地在那里提倡新医学的发展。他们都说是医学没有中西的分别，只有新旧的分别，只有玄学的医学和科学的医学的分别。"

周作人在《新旧医学斗争与复古》一文中说："中西医学这个名称实在是讲不通，应该称为新旧医学之争才对。世间常说中学为体西学为用，什么东方文明高于西方文明，我总不能了解，我想文明总只有一个，因为人性只有一个，不过因为嗜好有偏至，所以现出好些大同小异的文化，结果还总是表示人性的同一趋向。""我想世界也只有一个学问，一个艺术，但也有因闻道有后先之故，生出种种形相，实在是等级程度之不齐，并不是什么'质'上面的分别。"他认为医学发达有四个时期，即本能的医学、神学的医学、玄学的医学与科学的医学。所谓西医是科学的医学，而中国的"国粹医"是玄学的医学，其间还夹杂着不少的神学的分子。

冯友兰曾专门写过两篇关于中西医的文章，他在《论中西医药》中亦认为"中国的医学、药学，亦同中国文化的其他部分一样，缺少现代化的一个阶段。一般人常以中医西医中药西药对比。中医西医的对比是错的。因为普通所谓中医西医之分，其主要处不是中西之分，而是古今之异。中医西医，应该称为旧医新医。"

中国现代儿科学的奠基人诸福棠在20世纪20年代曾写过《国人对于医学之偏见及其矫正方法》一文，其中一段话，将中医视为"古文明遗迹"，将进化论思想应用于医学对比之较为彻底："今日之中医，已为世界医学过程之一步，犹之南非土人群居穴处，已为进化史过程之一，无人重视之。犹人之尾骨，仅为动物演进之遗迹，仅足为生物学家演讲之资料，其一无功用，亦无人重视之。故凡世界医学沿革史者，莫不能即断中国旧医之为'古文明遗迹'也。"

在20世纪早期的中西医论争中，西医界站在进化论的立场上，称中医为"旧医""玄学医"，称自己为"新医""科学医"，将中西医之争视为"新旧之争"、科学与玄学之争、先进与落后之争；而中医界仍力图站在世界空间、国家方位的立场上，试图维持早期的中西医概念，并强调民族主义的内涵，以利于在论争中能处于维护国粹的道义位置，称自己为"国医""中医"，称西医为"西医""洋医"，将中西医之争视为"中西之争"、维护民族利益与崇洋媚外之争。从这个角度讲，中西医界的争论已不仅仅是学理讨论，而相当程度上已泛化为意识形态的争论。中西医之间相互掷来掷去的几顶帽子，"新"与"旧"、"国"与"西"、"华"与"洋"、"科学"与"玄学"，虽有互赠恶谥之嫌，却恰恰点明了近代中西医论争所蕴含的思想史内涵。

进化论使批判中医具有"道德上的正当性"

既然中医被判定为落后的东西，那么就被认为是阻碍进步、阻碍改革、阻碍社会发展的绊脚石，在现实中就缺乏生存合法性，于是乎废止中医，便被认为是合乎逻辑、合乎时代潮流之事，那么对中医的批判也便有了"道德上的正当性""时代的先进性"，另外再加上以科学作为武器，批判与废止中医论者便有了充足的底气与勇气去声讨"再早一个时代的东西"——中医。

有了进化论与近代科学为思想武器，批判中医论者自感正义与真理之方在我，理直气壮，仿佛拿了尚方宝剑的钦差大臣一样，口含天宪，代行天命。如20世纪30年代，现代历史学家、教育学家、思想家傅斯年在《大公报》发表一篇评论《所谓'国医'》，他以一副恨铁不成钢的语气痛心疾首地说："受了新式教育的人，还在那里听中医的五行、六气等等胡说！自命为提倡近代化的人，还在那里以政治的或社会的力量作中医的护法者！这岂不是明显表示中国人的脑筋仿佛根本有问题？………到今天还在那里争着中医、西医，岂不使全世界觉得中国人另是人类之一种！办了四十年学校不能脱离这个中世纪的阶段，岂不使人觉得教育的前途仍是枉然！""即如数月前设置所谓中医研究所之争，真是一件意气与无知之充分表演，不图今日见此11世纪的恶剧。"

在傅氏的思想世界里，一个医学上的论争不仅仅是一个"技术的问题"，而是一个"文化的问题"，甚至是"国格的问题"。科学潮流，浩浩荡荡，顺之则昌，逆之则亡，在这种进化论及科学主义的视野里，中医是与古代"腐朽"的中国文化相连在一起的，自然是迷信的、落后的、祸害黎庶的"巫术"，岂可再登大雅之堂？

在傅斯年看来，是否废止中医，推行西医，也成为一个国家是否开化、是否文明的评判标准："现在全世界上已开化的国家中，没有一个用钱在国民医药卫生上比中国在人口比例上更少的。这样不推广近代医药学及公共卫生的中国政府，真不成为其为文明国的政府。"

民俗学家江绍原对于中、西医的优劣关系问题，是坚决拥护西医、反对中医的，他的小品文有140多篇均是所谓"国人对于西洋方药医学的反应"系列，基本上都是揭露中医虚妄的言论，有时是很激越的。他在1929年3月8日给周作人的信中，甚至说："现在似乎已有了一个癖，一星期不写一两篇骂'反动派'（医学上的）的文章，便非常不舒服！"

进化论成为废止中医的思想武器

随着进化论思想的深入人心，有了时间上的视野，人们看待中西的文化差异就有了新的发现，从存异的事实出发，直达求同的目的地，"全盘西化"也就成了题中应有之意。科学就是这样以时间的名义一统江山，从此环球同此凉热。有了时间上的视野，西学变成了科学，作为西学之一的西医自然是科学，西医成为新医、现代医学，"自古华山一条路"，那么西医自然也就是世界各种医学发展的必由之路。如近代学者毛子水即认为："根据解剖学、组织学、生理学、病理学、细菌学及分析化学等而谈治病的，就是医学的正轨。虽然现今欧洲的医术不能说得已达到究竟，但是设使医术果有一个究竟的地方，必定是从这个正轨走去的。倘若一定要迷信五脏属五行的原理，靠着寸、关、尺脉息的分别，恐怕一万年也达不到医术的究竟。"

先进与落后的两分法也使人们误以为中西之间的差异只是物质上的差距，而要填平差距，就只有一个模式，那就是变传统为现代，变落后为先进。自然在医学领域，废止中医，发展现代医学（西医）或改良中医向西医靠拢，也成了进化论逻辑的必然；同时，除了科学这面大旗之外，进化论也成了废止中医派、中医改良派的思想支持与理论来源之一。

近世日本原为一落后蕞尔小国，经明治维新，一跃而成为先进的资本主义强国，并在甲午战争中打败昔日以之为师的中国，使之割地赔款，丧权辱国；又在日俄战争中一举击败欧洲列强之一的沙俄帝国，称霸东亚。物竞天择，适者生存，日本可谓活生生的进化论现实例证，对中国知识分子造成强烈的震撼与冲击，可谓旷世未有，梁启超说甲午一役"唤起我国四千年之大梦"，于是学习日本进行维新以图强，便成了当时的思潮与行动。而"日本维新是大半发端于西方医学的事实"（鲁迅语），发展西医于是也成为国家是否"开化"的关键。清末桐城派大家吴汝纶曾于1902年随团到日本考察学制，在他与别人的信中说："前初见文部大臣菊池君，即劝兴医学。昨外务大臣小村君，亦谆谆言医学为开化至要，且云'他政均宜独立，唯医学则必取资西人。且与西人往来论医，彼此联络，新学因之进步，取效实大'等语。是晚医学家开同仁会款待毓将军及弟等，长冈子爵、近卫公爵、石黑男爵皆有演说，皆望中国明习西医，意至恳至。东京医学家集会者近百人，可谓盛会。"由此可以推想鲁迅、汪企张、余云岫、郭沫若等人在日本学医期间，不会不受到当时此种空气的影响，他们后来的批判中医言论可谓其来有自。

1914年，北洋政府教育总长汪大燮（曾于1902年任清政府留日学生监督）主张废除中医。余德埙等联合各地中医，组织医药救亡请愿团，派代表往北京国务院及各部呈请保存中医中药。后来教育部批示道："唯现在世界大同，科学日精，凡讲授专门科学，须以最新学说为衡，故此次本部所定医学专门学校课程，借备各种科学，原为解剖化验，非具有完全科学知识无从入手，此项规程，系由临时教育会议公同议决，并由本部延聘医学专家详细讨论，始行颁布；本部对于医学，只期学术完备，求合于世界进化之大势；然后检疫卫生诸政，冀可推行无碍；并非于中医西医有所歧视也。所请另颁中医医药专门学校规程之处，应勿庸议。"

1929年，在国民政府卫生部召开的第一届中央卫生委员会议上，余云岫提出《废止旧医以扫除医事卫生障碍案》，其举出的四条废止中医理由中，第四条亦是以进化论思想为利器刺向中医的："人类文化之演进，以绝地天通为最大关键；考之历史，彰彰可按；所谓绝地天通者，抗天德而崇人事，黜虚玄而尚实际也；政府方以破除迷信，废毁偶像，以谋民众思想之科学化，而旧医乃日持其巫祝谶纬之道以惑民众，政府方以清洁消毒训导社会，使人知微虫细菌为疾病之源，而旧医乃日持其冬伤于寒，春必病温，夏伤于暑，秋必痎疟等说，以教病家，提倡地天通，阻碍科学化，此宜废止四也。"最后，余氏之结论为："要而言之，旧医一日不除，民众思想一日不变，新医事业一日不向上，卫生行政一日不能进展，本委员十余年来研究我国医学革命，对于旧医底蕴，知之甚悉，驳之甚详；为民族进化计，为民生改善计，不可不取断然手段。"

国民政府大员褚民谊曾发表演讲说："兄弟虽不主张废止，但是绝对主张非改进不可。固然中医学术不是全无价值的，但是阴阳五行六气等玄虚的空谈，实在有加以改革的必要。"他反复强调：中医存废之争是"科学与非科学之争，进化与不进化之辨"。"兄弟的意思，是要将旧医改革，促其进化，以求其能科学化，并无主张根本废止之意。"其在为《医药评论》所写的发刊词中亦说："今各国医学已无不科学化矣，独吾国社会积习相沿，抱残守缺，社会人士，仍多崇拜旧医，菲薄新医，此则观念错误，思想陈腐，尤不可不大声疾呼，发聋振聩，俾知天演定例，优者胜劣者败，医学科学化，在 20 世纪中，已成为不易之定例也。"

进化论促使中西医论争话语权转移

中国人的进化论意识，在某种程度上是被西方用大炮、洋货外加学说"天演论"教出来的，这种教学的副产品之一就是混进了两个等式：西等于新，中等于旧。西则意味着进步、文明、科学，中则意味着落后、愚昧、迷信。这其中，实用层面的效验无疑是人们意识转换的关键环节。换言之，中国人之所以相信西方是进步的，是因为他们亲眼所见西方的坚船利炮和制度学艺比自己的强，因为有效验，所以才相信。而中学意味着落后愚昧迷信，不但其内容、知识体系要遭到唾弃，其表达的话语权也应该是要被剥夺的。带"中"的一切事物都失去了合法性，而唯一的合法性的话语便是科学，"在世界史的近代阶段，西方比东方先走了一步，先东方而近代化了。在中国近代史中，所谓中西之分，实际上是古今之异。以中学为主，对西学进行格义，实际上是以古释今；以西学为主，对中学进行格义，实际上是以今释古……现在讲中国学问，都必须用以今释古的方法"。

在 1934 年的中西医论争中，天津中医公会的陈泽东针对傅斯年的《所谓'国医'》而发表《论傅孟真侮辱国医文》，此文以中国固有的阴阳五行六气等术语对中医进行说理与辩白，这在傅斯年看来用落后迷信的话语在"现代社会"来争论是极为可笑的，他不无讽刺道："此文赤裸裸的表演'国粹'，毫不剽窃他所不懂得的近代医学名词，还不失自成一派。大凡以魔术为魔术之护法，以神秘论为神秘论之护法，以巫为巫，可成一种'周始圈'，自己快乐其中，若以逻辑卫护神秘则授人以柄多矣，此我之佩服陈公也。"

而胡适作为当时《独立评论》主编，不但发表了傅斯年的《再论所谓'国医'》，而且还转载了先前刊登在《大公报》上的《所谓'国医'》，并为之写了编辑后记："关于这个新旧医的问题，我也颇有点意见，等孟真先生的话说完了，我也想写一篇文字。关于这个问题，我们当然欢迎讨论。但我们要声明一点：像天津中医公会陈泽东君所发表的五行六气阴阳奇偶'哲学之极顶'一类的文字，恕不发表。"与傅斯年相比，胡适在这里则相对表现得不够宽容，干脆拒绝发表用中医固有话语写出的文章，直接武断地剥夺了中医表达自身学术性的话语权。

其实，早在"五四"前后，随着科学精神的高扬、进化论的广泛传播，话语权已经逐渐地掌握在现代科学派手中。无论是 1920 年的余（云岫）杜（亚泉）之争，还是 1922 年的余（云岫）恽（铁樵）之争，作为维护中医、为中医辩护的杜亚泉、恽铁樵已不得不用西医的术语来解释中医的一些理论，这表明话语权已经开始转移了。素有"保守主义者"之称的杜亚泉作为论战的一方，曾发表关于医学论争的文章如《中西验方新编叙言》（1916 年）、《中国医学的研究方法》（1920 年）。在这些文章中，杜亚泉采取了以科学话语解说中医学理的策略，以西医术语来框架中医医理，并对中医一些理论与西医理论有某些暗合还颇为自得："若是高明的医生，所谈阴阳五行六气三候之类，决不能说他全无道理。不过他们没有学过西洋科学，不能用科学的名词和术语来解释他。若是有科学知识的人，肯把中国医学的理论，细心研究，必定有许多地方，与西洋医学相合，恐怕还有许多地方，比西洋医学高些呢！""至于中国的药理，自然没有西洋药理学的确实，但十分中也有三四分是中西相同的，中国医书所讲的效用，和西洋药物学上所讲，暗合的竟是不少。可见古人的经验，总有几分靠得住。"

另一位承恽铁樵《群经见智录》之余绪的杨则民竭力维护《黄帝内经》的学术地位，然而在其著作《〈内经〉之哲学的检讨》亦摆不脱以西例中的框架："《内经》以阴阳表示对立之原素，以五行表示发展之过程，此真理也。但为时代所限，科学未兴，故说明不能不幼稚耳。""《内经》者，时人视为幽闭荒唐迷信之文库也，而不知其辩证法也。观其所论，竟与近世为思想界权威之辩证法大同，不大可喜乎！"

　　更换自己的语言，放弃自己的话语系统乃至日常语言，在霸权话语的势力范围内，使用非母语来表达自己的思想，企图跨越进化论上的时间差距，结果却是语意被强行扭曲与切割，邯郸学步、东施效颦般的困窘与无奈，不知折磨了多少位论证中医科学性的中医人士与中医爱好者。即使在一些方面能够证明中医合乎"现代性""科学性"，然而这对中医自身发展又有多大益处呢？"皮之不存，毛将焉附？"没有自己思维语言的中医，"失语"的中医，其理论依托何在？杨则民在努力论证中医"现代性"的同时，已表达出这种忧思："中医之思想方法，为《内经》之辩证法，而外医则为近世之机械论的方法，二者绝不相同者也。吾人若不能自建所信之思想方法，纵能举古人成书，尽以近世科学释之，亦不过为科学洗练之中医而已。何也？根本既拔，枝叶虽茂，还同死灭。一种学术而不能自树其基本之理论，亦沙上之塔耳！"

　　比杨则民早些时候的国学大师章太炎先生即已认识到，中医用西医的话语来与西医进行学理上的抗辩，在实际中并不能改善中医的境遇，相反只会变成"失语"的中医，徒增加自己的尴尬，挖自己的根基，而丧失自己生存的理论基础。他认为中医临床疗效是确实的，应该从中医医案出发来证明中医生存的合法性。章太炎在1926年给恽铁樵的信中即表达了这样的思想，"至欲与西医较胜负，则言论不足以决之，莫如会聚当世医案。有西医所不能治，而中医治之得愈者，详其证状，疏其方药，录为一编，则事实不可诬矣！……今欲为此比较，但广征医家，录取治案，并征前此西医治案，证据既具，自无所逃。所谓我欲载之空言，不如见之行事之深切著明也。"在1927年章氏在为《中国医药问题》所作的序中亦强调这种思想，他说："余以为今之中医，务求自立，不在斤斤持论与西医抗辩也。何谓自立？凡病有西医所不能治而此能治者。"

近代名人与中医

孙中山的病与中医

孙中山（1866—1925），名文，生于广东省香山县，中华民国的缔造者。1892年毕业于香港西医书院，一生笃信西医。他曾经讲过："中医靠经验也能医病，但西医所据科学方法有时也会医不好病，但我宁信西医，远离中医。"1925年1月26日，孙中山先生住进北京协和医院，当时的孙中山先生已经不能进食。26日下午外科专家刘瑞恒为他进行了剖腹探查术，术后发现肝脏表面、大网膜和大小肠上面长满了大小不等的黄白色的硬结，与腹脏器官连在一起，并有很多脓血。医生诊断为癌症晚期。于是，大家劝孙先生找中医看病，但是他很肯定地拒绝了，并回答说："一只没有装罗盘的船也可能到达目的地，而一只装了罗盘的船有时反而不能到达。但是，我宁愿利用科学仪器来航行。"表达了孙中山先生对中医治病的反对态度。

到了2月18日，孙中山先生转到铁狮子胡同11号居住。《国父年谱初稿》记载："是日，先生离协和医院，乘医院特备汽车，缓驶至铁狮子胡同行辕。家属及好友同志多以为医院既经宣告绝望，仍当不惜采取任何方法，以延长先生寿命。于是有人推荐中医陆仲安者。因陆曾医治胡适博士，若由胡进言，先生或不峻拒。……胡乃偕陆同往。胡先入卧室进言。先生语胡曰：'适之！你知道我是学西医的人．'胡谓：'不妨一试，服药与否再由先生决定'。"陆仲安为孙中山开药，当时陆氏用了沙参三钱、沙苑子三钱、寸冬四钱、石斛三钱、萸肉三钱、人参三钱、生地四钱、甘草二钱。孙中山服药后病情好转了一些。

因为孙中山先生请中医治病，在当时引起了一些西医派的反对。当时的西医代表汤尔和，就发表了一篇文章《关于孙中山病状的疑问》，指责中医：

> 我敢放肆说一句，中医要讲医理那是完全站不住的。退十步说，现在中医的先生们实无"论病"之可能，不要说"治病"。为什么呢？若使我们同他讲癌的形状、种类、转移等等，他说那是外国语。我们就问他中医所必须知道的事情，如同心肝脾肺肾的位置，相火是什么东西，中医有几种解释法，王勋臣看不懂的一层破膜是什么？甚至于问他寸关尺的部位，恐怕他也不见得清楚。这种"数典忘祖"的朋友，如何把生命交给他制裁！

汪精卫发表了一篇《答汤尔和先生》的文章进行反击：

> 凡是有科学思想的人，都是很虚心的，都知道现在的科学对于世界万物所知道的还很少，所不知道的还是很多。例如癌病，科学今日尚未能发现特效药。至于将来能否发现，是科学家发现还是非科学家偶然发现而为科学家所注意，现在无人敢说肯定的话。如果有人肯定说非科学家不能发现特效药，科学家尚未发现，其他一切人类便无发现之可能。那么，我要以汤先生的话赠他道："这是名为科学家，实则顽固派。"

1925年孙中山先生病重期间，北京医生杨叔澄曾上书汪精卫，在《上汪精卫先生书》中，杨氏根据中医的理论提出了对于孙中山先生肝病的治则和方法，表达了杨氏对孙中山先生的敬仰和对孙中山先生病情的高度关注。杨氏上书的第二天，孙中山先生就与世长辞了。

附：《上汪精卫先生书》

先生伟鉴：窃以中山先生此次病势缠绵，海内贤豪莫不闻而扼腕，各方慰问者函电交驰，咸望天相吉人，早占勿药，以救天下苍生。而病势迄未见瘥者，虽由于年高病重，要亦于疗治之法，或有未尽情者焉！按《内经》肝为将军之官而主血，又云大怒伤肝，又云肝苦急，急食甘以缓之，又云木郁则条达之。盖肝属乙木，本为刚脏，抑郁忿怒之余，莫不戕贼本脏，积之既久，气郁血滞，壅而不宣，胸胁痛楚不已，渐成肝肿肝痈，此必至之势。徐灵胎先生腹内痈论之甚详，魏玉衡究心肾肝，治法亦妙。总理之疾，惜未能早遇明手，坐使病势日深。某医院开割既已徒伤正气，而某医芪参并进，一味蛮补，贻患尤深。何则？经云诸疮肿痈皆属于火，既已肝肿生痈，胸高脉洪，此时正宜平肝凉血，消肿止痛，以防痈肿加高化脓，乃不此之图，反重用参芪，痈得大补之药，则其毒益盛，其肿益高，不尽化血肉为脓血不止，天下有此等昏愦之治法乎？若谓病者精神不足，非补不足以应急，则尤悖谬。须知病有标本，治有先后，病去则虚者亦生，病存则实者亦死，本标安可倒置？中山先生之本病，肝病也，必肝经本症见轻，方有转机，而所有标病亦必随之而愈，断无本病于不顾，而唯事补虚之理，况愈补愈足令本病加重乎，是不可不察也。

晚近以来，医家病家，率皆喜补，已成风气，不论病之去否，先用一补，而究之世人之死于补者为独多，真可叹也！至于此时治法，仍当本《内经》甘缓条达之旨，参《金匮》内痈之治，周唐两君处方，虽不为无见，而用药过简，于平肝凉血、消肿宣壅之旨，尚有未尽，恐难奏功也。余与诸医，均为谋面，无猜嫌可言，又无所希冀，徒以中山先生为中国伟人，岂可任其误药，而此症治法，更不可不讲明学理，以求公论是非，庶免国医无人，为天下后世所窃笑，狂瞽之言，上渎清听，伏希垂察。

谨案此书系于民国十四年三月十日，送至行馆讵越一日而中山先生已弃我国民矣，龙髯莫挽，蚁忱未达，悲夫！

梁启超的病与中西医论争

中国近代史上著名的政治活动家、启蒙思想家、戊戌变法领袖之一的梁启超（1873—1929），1926 年 3 月 8 日，因尿血被送入北京协和医院。经 X 线透视，医生发现右肾有一个小黑点，诊断为瘤，建议割除。手术后梁启超仍然尿血，且查不出原因。实际情况却是当时的医生误把健康的右肾做了切除，留下坏死的肾。所以手术以后，梁启超仍然尿血，劳累后会出现长时间的尿潴留。其后，梁启超又入住协和医院治疗过很多次，但是没有得到根治。这起医疗事故的责任人被调离了协和医院，到卫生部做了政务次长。1929 年 1 月 19 日梁启超病逝于北京协和医院。

梁启超在协和医院的误治引发了中西医论争。当梁启超先生被协和医院误治的消息传出后，社会舆论哗然，西医被人们攻击。社会名流陈西滢、徐志摩等都嘲讽西医，认为是"拿病人当试验品，或当标本看。舆论千夫所指：你们不是说西医是科学吗，那么，从西医院里抬出了死人，那就是'科学杀人'"。陈西滢写了《尽信医不如无医》一文，批评西医。文中说：

> 在梁先生初进医院的时候，上海一位懂得中医的朋友，写信给他，说他的病是不用施行手术的，只要饮什么汤就会好。这话不但西医们听了好笑，就是我们也一点都不信。可是这中西不同的推断究竟有多大的分别呢？大家都在暗中摸索，谁能说什么汤一定不能治愈这病症？即使不然，病人所受的损失，也不至于比丢掉一个腰子和七个牙齿再大吧？……中医只知道墨守旧方，西医却有了试验精神。可是我最怀疑的就是这试验精神……我们朋友的里面，曾经有过被西医所认为毫无希望，而一经中医医治，不半月便霍然病愈的人，而且不止一二位。

徐志摩在《我们病了怎么办》一文中写道：西医所谓"科学精神"，原来是"拿病人当标本看。你去看你的眼，一个大夫检查了一下出去了，再换两三个大夫来看，究竟谁负责这病，你得绕大弯儿才找得出来……就医病说，从新医术跳回党参、黄芪，从党参、黄芪跳回祝由科、符水，从符水到请猪头烧纸，是常见的事；我们忧心文明，期望'进步'的不该奖励这类'开倒车'的趋向。但同时不幸对科学有责任的新派大夫们，偏容易大意，结果是多少误事。查验的疏忽，诊断的错误，手术的马虎，在在是使病人失望的原因。但医院是何等事，一举措间的分别可以交关人命，我们即使大量，也不能忍受无谓的灾殃……梁任公先生这次的白丢腰子，几乎是太笑话了。"

徐志摩等人对西医的声讨遭到了鲁迅的问难。1926 年 6 月 25 日，鲁迅写了《马上日记》一文，文中说：

> 自从西医割掉了梁启超的一个腰子以后，责难之声就风起云涌了，连对

于腰子不很有研究的文学家也都"仗义执言"。同时"中医了不得论"也就应运而起；腰子有病，何不服黄芪欤？什么有病，何不吃鹿茸欤？但西医的病院里确也常有死尸抬出。我曾经忠告过 G 先生：你要开医院，万不可收留些看来无法挽回的病人；治好了走出，没有人知道，死掉了抬出，就轰动一时了，尤其是死掉的如果是"名流"。我的本意是在设法推行新医学，但 G 先生却似乎以为我良心坏。这也未始不可以那么想——由他去罢。

但据我看来，实行我所说的方法的医院可很有，只是他们的本意却并不在要使新医学通行。新的本国的西医又大抵模模糊糊，一出手便先学了中医一样的江湖诀，和水的龙胆丁几两日份八角；漱口的淡硼酸水每瓶一元。至于诊断学呢，我似的门外汉可不得而知。总之，西方的医学在中国还未萌芽，便已近于腐败。我虽然只相信西医，近来也颇有些望而却步了。

……现在多攻击大医院对于病人的冷漠，我想，这些医院，将病人当作研究品，大概是有的，还有在院里的"高等华人"，将病人看作下等研究品，大概也是有的。不愿意的，只好上私人所开的医院去，可是诊金药价都很贵。请熟人开了方去买药呢，药水也会先后不同起来。

这是人的问题。做事不切实，便什么都可疑。吕端大事不糊涂，犹言小事不妨糊涂点，这自然很足以显示我们中国人的雅量。①

梁启超实际上是西医的坚决拥护者。1897 年，梁启超曾在上海组织成立医学善会，写文章评价中西医的优劣，他认为西医的学术、知识、制度、公共卫生与保健等都优于中医。他慨叹"今举四万万人之心灵，而委诸学究之手，举四万万人之躯壳，委诸庸医之手"。

因为他的病，西医被攻击的时候，梁启超撰写了一篇文章《我的病与协和医院》，来为西医学进行辩护。文中写道：

右肾是否一定该割，这是医学上的问题，我们门外汉无从判断。但是那三次诊断的时候，我不过受局部迷药，神智依然清楚，所以诊查的结果，我

---

① 鲁迅．鲁迅杂文集［M］．郑州：河南人民出版社，1994：225.

是逐层逐层看得很明白的。据那时的看法罪在右肾，断无可疑。后来回想，或者他"罪不该死"，或者"罚不当其罪"也未可知，当时是否可以"刀下留人"，除了专门家，很难知道。但是右肾有毛病，大概无可疑，说是医生孟浪，我觉得冤枉……

出院之后，直到今日，我还是继续吃协和的药，病虽然没有清除，但是比未受手术之前的确好了许多。想我若是真能抛弃百事，绝对休息，三两个月后，应该完全复原。至于其他的病态，一点都没有。虽然经过很重大的手术，因为医生的技术精良，我的体质本来强壮，割治后 10 天，精神已经如常，现在越发健实了……敬告相爱的亲友们，千万不必为我忧虑。

我们不能因为现代人科学智识还幼稚，便根本怀疑到科学这样东西。即如我这点小小的病，虽然诊查的结果，不如医生所预期，也许不过偶然例外。至于诊病应该用这种严密的检查，不能像中国旧医那些"阴阳五行"的瞎猜，这是毫无比较的余地的。我盼望社会上，别要借我这回病为口实，生出一种反动的怪论，为中国医学前途进步之障碍——这是我发表这篇短文章的微意。

但是，在那种环境下对西医的批判还是很激烈的。

当然，在病情得不到根本缓解的情况下，梁启超服用了中医唐天如的药，处方为：苦楝子、当归、阿胶、小茴香、浮小麦、泽泻、焦黄连、肉桂、白茅根、黑蒲黄等，效果非常好。

胡适的病与中医

胡适（1891—1962），字适之，中国现代著名文学家、政治家，是新文化运动的领军人物。曾留学美国，师从约翰·杜威。

1920 年 11 月，胡适患了糖尿病、肾炎，经北京协和医院诊断认为"无法挽救，速备后事"。胡适家人知道病情后很焦急。友人建议胡适看中医，但是胡适是称"赛先生"（科学）的倡导者和拥护者，自然反对看中医。他说："中医之学不是'赛先生'，不足信也。"但是友人却说："西医已下定论，与其坐以待毙，何不试之？"于是胡适请了当时的名中医陆仲安来看病。

陆仲安有"陆黄芪"之称，临床用药擅用黄芪，他认为胡适的病很容易治好。陆仲安诊病以后就说，此易事也，可服黄芪汤。当时处方以黄芪四两、党参三两为主。陆仲安甚至宣称：饮我此药如不愈，唯我是问。胡适服用中药以后，病情逐渐好转。后来到协和医院请专家会诊，都诊断为痊愈。

俞凤宾博士在《记黄芪治愈糖尿病方药》一文中写道："胡适之先生，患肾脏病，尿中含蛋白质，腿部肿痛，在京中延西医诊治无效，某西医告以同样之症，曾服中药而愈，乃延中医陆君处方，数月痊愈。处方如下：生绵芪四两，潞党参三两，炒于术六钱，杭白芍三钱，山萸六钱，川牛膝三钱，法半夏三钱，酒炒芩三钱，云茯苓三钱，福泽泻三钱，宣木瓜三钱，生姜二片，炙甘草二钱。"

一方面胡适反对中医，认为中医不是科学；另一方面中医又治好了当时胡适被协和医院诊断为不治的重病。这件事情让宣讲科学的胡适感到尴尬。1921年他在为大翻译家林纾的《秋室研经图》写跋的时候提到了中医治好自己病的事情，并表达了对陆仲安先生的感激之情：

> 林琴南先生的文学见解，我是不能完全赞同的。但我对于陆仲安先生的佩服与感谢，却完全与林先生一样。我自去年秋间得病，我的朋友学西医的，或说是心脏病，或说是肾脏炎，他们用的药，虽也有点功效，总不能完全治好。后来幸得马幼渔先生介绍我给陆仲安先生诊看。陆先生有时也曾用过黄芪十两，党参六两，许多人看了，摇头吐舌，但我的病现在竟好了。去年幼渔的令弟隅卿患水鼓，肿至肚腹以上，西医已束手无法，后来头面都肿，两眼几不能睁开，他家里才去请陆先生去看。陆先生用参芪为主，逐渐增到参芪各十两，别的各味分量也不轻，不多日，肿渐消灭，便溺里的蛋白质也没有了。不上百天，隅卿的病也好了，人也胖了。隅卿和我的病，颇引起西医的注意，现在已有人想把黄芪化验出来，看他的成分究竟是些什么？何以有这样大的功效？如果化验的结果，能使世界的医学者渐渐了解中国医学药的真价值，这岂不是陆先生的大贡献吗？

> 我看了林先生这幅《秋室研经图》，心里想象将来的无数《试验室研经图》，绘着许多医学者在化学试验室里，穿着漆布的围裙，拿着玻璃的管子，

在那里作化学的分析，锅子里煮的中国药，桌子上翻开着《本草》《千金方》《外台秘要》一类的古医学，我盼望陆先生和我都能看见这一日。

至于胡适的病究竟是不是糖尿病，传闻颇多。胡适晚年否定了自己得糖尿病这件事，1958 年他在一封信中写道："你看见一本医书上说，我曾患糖尿病，经陆仲安医好……我也曾见此说，也收到朋友此信，问我同样的问题。其实我一生从没有得过糖尿病，当然没有陆仲安治愈我的糖尿病的事。陆仲安是一位颇读古医方的中医，我同他颇相熟。曾见他治愈朋友的急性肾脏炎，药方中用黄芪四两，党参三两，于术八钱。（慢性肾脏炎是无法治的，急性肾脏炎，则西医也能疗。）但我从没有听见陆君说他有治糖尿病的方子。造此谣言的中医，从不问我一声，也不问陆仲安，竟笔之于书，此事真使我愤怒！"有人就此质疑胡适对中医的态度究竟是支持还是反对，是感激还是批评。

实际上，胡适在《中国哲学史大纲（卷中）》的讲义本中对中医学有比较客观公正的认识。胡适认为到了汉代的时候，求长生、求仙药、求神丹，都与医药学的进步有关系。那时的医学之所以能够形成系统，与当时的思想观念的指导分不开。这些观念包括：其一，阴阳的观念；其二，五行生克的观念；其三，五脏分配五味，分应四时、五方、五色、五行的观念；其四，气的观念。胡适阐释了汉代医学的形成以及中医的基础理论：

> 《汉书·艺文志》有医经二百一十六卷、经方二百七十四卷、房中术百八十六卷、神仙二百五卷、总名为方技。论曰，"方技者，皆生生之具，王官之一守也"。又分论医经曰，"察人血脉、经络、骨髓、阴阳表里，以起百病之本、死生之分，而用度针石汤火所施，调百药齐和之所宜。至齐之德，犹磁石取铁，以物相使"。又分论经方曰"本草石之寒温，量疾病之浅深，假药味之滋，因气感之宜，辩五苦六辛，致水火之齐，以通闭解结，反之于平"。这些议论都是西汉末年、东汉初年的话，可见汉代已有一种有系统的医药学。现有的《黄帝内经·素问》照《艺文志》的叙论来看，大概是汉代的著作。后来的中国医学经验的方面，自然很有进步，但理论的方面总跳不出《内经》的系统。

中国医学与药学的基本理论，只是把五脏分配五行，把五味也分配五行（此说起于晚周阴阳家，《吕览》说得很详细，《淮南王书》采用他，变为道家的一部分。大概到了汉代，这种学说始完成），又把五行相生相克的道理来使用针灸药石的疗法，又把阴阳的观念来总括一切气血、脏腑、药性、针灸。初起时，自然是很浅陋的迷信。到了后来，虽然经验技术进步了，这些阴阳五行的观念已渐渐地成了医学上一些不可少的符号。有了这些符号，这种学问便更容易领会记忆。所以直到如今，这些观念仍旧盘踞在医学界里。这些观念在现在看来，自然是阻碍进化的东西。但从历史上看来，阴阳五行等观念在当时，确是很有功效的工具。有了这些观念，方才可有假设的学理，方才可有系统的理论。中国医学的基本理论，只是《内经》所说"谨察阴阳所在，而调之以平为期，正者正治，治反者反治"一句话（希腊古代的医学也是以一个"调"字为基本观念。此语见《至真要大论》）。但这个观念全是根据于阴阳五行的学说，若没有阴阳五行的学说，中国也许只有许多零碎的、完全经验的方技，但必不能有个系统的医学。（中国自古至今，有了许多化学常识和物理学常识，但没有化学，也没有物理学。这都是因为没有几个基本观念做假设的根据，故不成系统的知识。）

近代名人对待中医态度的分析

近代名人对待中医的态度，我们不能只简单看他的言辞，还要了解他在实际生活中对中医的态度。

胡适虽反对看中医，但他患糖尿病、肾炎时，经友人相劝，还是请了名中医陆仲安为其诊治。孙中山患肝癌晚期，胡适还曾推荐陆仲安为孙中山治病。

近代一些反对中医的名人，并不完全像他们的言辞那么坚决不请中医治病，有时候也会采取务实的态度，像丁文江那样"宁死不吃中药不看中医"的人毕竟是少数。对一些慢性病、疑难杂症和不治之症，西医束手无策时，中医或许有一线生机，在这样的情况下，绝大多数病家是不会轻易放弃一线希望的，有时会积极寻找中医治疗，这种情况在今天依然存在。

　　事实上，对于一些疑难杂症，中医药确实达到某种程度的"妙手回春"，发挥了自己的效用，像一些癌症、艾滋病等，虽不足以完全治愈，但对减轻症状、提高生活质量以及延长生命，确有实际的效果。然而在中国近代的社会大环境下，传统的东西就是旧的，旧的就是落后的……这样一些简单的标贴贴在中医的头上，遂使人们对中医等中国传统文化在没有认识它之前就似乎先天性地有一种偏见，这无疑影响了对中医的客观评价。

　　哲学家汤用彤亦曾受过这种思想的影响，他说："对于针灸的问题，因为我原来以为是一种迷信，就是偶然听见它的疗效，也以为是谣传，所以我对针灸毫不留心。但是在解放以后，由于亲身的经历及耳闻目见，我从对中医的极端反对变成极端的推崇，使我常常在书中留心关于针灸的记载。"（汤用彤《针灸·印度古医书》）

　　近代许多名人因为受时代风气之影响，从其所处之环境出发，不难理解他们对中医偏颇的态度，同时也应体会他们为改善旧中国医疗状况而推行西医以"科学救国"的良好本意。由于名人的效应，现在有些人往往用近代一些名人批评中医、反对中医的言论来壮大批判中医的声势，来论证中医的不科学性，而很少考虑他们所处的时代环境以及他们对中医的态度变化，于是给人留下了"近代名人坚决反对中医"的片面、单一的印象，这种只见树木不见森林的思维也就局限了我们对近代名人关于中医的立场进行理性考察和认识的能力。我们应该全面客观地评价近代名人对中医的认识与态度，不能抓住一点而不及其余，否则将"知其偏而不知其全，犹未知也"。

"中医科学化" 的兴起

20 世纪 20 年代末 30 年代初，"中国科学化"运动兴起，"中医科学化"思潮亦应之而兴。朱松在 1931 年《医界春秋》第 66 期的一篇撰文《"中医科学化"是什么》中称，"'中医科学化'一名词，似已普遍于国内，成一时髦名词"，表明"中医科学化"思潮此时已盛行于国内。

"中医科学化"是指要用科学方法整理研究中医学。朱松云，"'中医科学化'系用科学方法研究中国固有医学之谓"，新中国成立前的唯一官办中医学术机构——中央国医馆（1931 年 1 月 15 日成立）在其组织章程草案的第一条中规定："本馆采用科学整理中国医药，改善疗病及制药方法为宗旨。"各省、市、县国医分馆、支馆都遵循此旨。1932 年中央立法院宣布要成立"中医研究院"，其宗旨也是要以科学方法整理中医。由此可见，"中医科学化"此时已成为中医界的普遍主张。实际上，从 20 世纪 30 年代初直到新中国成立初，中医界最盛行的思潮也是"中医科学化"。坚持"中医科学化"的著名中医药学家有施今墨、陆渊雷、张赞臣、叶古红、张忍庵等。

"中医科学化"思潮是清末以来中医改良（改进、整顿）思潮的继续，所不同的是此时中医界多主张用科学方法来整理中医。所以，"中医科学化"实际上是"改良中医"的途径之一或表现形式之一。张赞臣在《医界春秋》第 81 期《统一病名与改进医学》中说："方今欧美各国沿其科学之潮流，澎湃奔腾而演进，国医若不努力本身而创化，适应环境而进化，处此竞优角胜之世界，其能免于自然淘汰之例乎？欲创化，则须应用科学方法以立新说；欲进化，则应批指古书之错误以改旧说，舍此别无途径也。"当然，在"中医科学化"思潮盛行的同时，持"改良（或改进、或整顿）中医"论者，仍有人在，而且也并非都主张要采用科学方法，所以，"中医科学化"是20世纪30年代后中医界"改良中医"的一种主要主张，而不是全部。

"中医科学化"这一口号本身意味着承认或肯定中医学不是科学，因而要用科学方法加以改造，使之成为一门科学。"中医科学化"论者对待中医学的这种认识和态度可从陆渊雷的言论中反映出来，他在《生理补正·绪言》中说："国医所以欲科学化，并非逐潮流，趋时髦也。国医有实效，而科学是实理。天下无不合实理之实效，而国医之理论乃不合实理……今用科学以研求其实效，解释其已知者，进而发明其未知者。然后不信国医者可以信，不知国医者可以知；然后国医之特长，可以公布于世界医学界，而世界医学界可以得此而有长足之进步。国医科学化之目的如此，岂知徒标榜空言哉！"①

陆氏主张"中医科学化"的关键是他认为中医不是实理，即是不科学。但中医有实效，即客观疗效，因而要用科学方法来研究中医的实效，对中医疗效的机制做出科学的解释。

衡量中医是不是科学，要有一个参照物或标准，陆氏等"科学化"论者明确以西医学作为标准，凡与西医学相符合者便是科学，否则便不是。按照这个标准，陆氏认为中医理论多不合西医，因而也多不科学。他曾以西医为标准，对中医理论做了全面评述，其结论可想而知。

由于陆氏将西医学作为评判中医理论是否科学，或是否合乎事实的标准，因而他的"中医科学化"归根到底也就是中医西医化，或以西医改造中医。

这不仅是陆氏一个人的观点，而是持"中医科学化"论者的普遍认识和态度。例如，代表中医利益、官方的和最权威的中医学术机构——中央国医馆在其整理

① 邓铁涛，程之范.中国医学通史·近代卷［M］.北京：人民卫生出版社，2000：185.

中医学的第一步工作——统一中医病名中，即明确规定要以西医病名为标准。其理由见载于《医界春秋》第81期："何故必依傍西医之病名：国医馆不尝揭橥用科学方式乎？国医原有之病名，向来不合科学，一旦欲纳入科学方式，殊非少数整理委员于短期内所能为力。藉曰能之，然天下事物，只有一个真是西医病名既立于科学基础上，今若新造病名，必不能异于西医。能异于西医，即不合于科学。不然，科学将有两可之'是'矣。西医现行之病名……一切已入科学方式，夫国人与西人疾病犹是此疾病也。整理之目的，欲入科学方式，非欲立异于西医也……国医书原有之病名，多不合事实，即多不合科学。"

国医馆显然把西医与事实和科学等同起来，并认为中医病名不合事实，即不合科学，亦即不合于西医，因而它也就干脆把中医病名的科学化归结于西医化，用西医病名来统一中医病名。然而，病名并不仅仅是一个名称问题，它涉及更广泛的理论背景，诸如病因（病原）学、发病学、病理学、生理学等医学基础理论。因而，将中医病名统一于西医必然导致中医理论统一于西医。所以国医馆的"中医科学化"实际上也是将中医西医化，最终将丧失中医理论体系的独立性。

可见"中医科学化"论者与"废止中医"论者对待中医理论的认识和态度有很大的一致性，即否定中医理论的科学性和真理性，否认中医理论存在的价值，并主张用西医理论来代替之。所不同的是，"废止中医"论者主张要强制性地消灭中医的理论和实践，即不仅要取消中医这门学科，还要取消中医这一职业或行业，欲一竿子打死、斩草除根而后快。而"中医科学化"论者虽然否定中医的理论，但承认中医的疗效，因而主张保存中医的实践，保留中医这一职业或行业；对中医理论则采取改造批判的态度，欲最终将中医理论纳入科学，即西医学体系中。两种主张的最终结局都是中医学作为一种独立的理论体系将消亡，而只存在西医学一种理论体系。

理解了"中医科学化"的真实意义及其与欧化论的关系，也就不难理解为什么中央国医馆关于统一病名的建议书一公布后便立即遭到许多维护中医理论的正统中医的激烈反对，此建议在中医界行不通也就是必然的了。

新中国成立后的"中医科学化"及其影响

新中国成立初期，第一届全国卫生会议上，卫生部领导积极推行"中医科学化"，不但将1929年发动"废止中医案"的主角之一余云岫邀请来参加会议，还让他参加中医小组。而此时的余云岫也锋芒稍藏，不再那么明目张胆地叫嚷"废止中医"，而是将"废止"变为"改造"，其改造的手段自然是以科学的名义用西医来改造中医，大体思路与"中医科学化"论者一致，难怪受到"中医科学化"论者的盛情邀请了。他的关于改造旧医的主张基本上被采纳，事后余氏颇感快意，参加会议"自八月一日从上海出发，到八月二十九日才归到上海。不但不觉得劳瘁，而且似乎更加鲜健一点……而在我个人方面，生活方式的改换，周围空气之变迁，也是原因之一，而精神上之愉快，实是支持健康的重要原因。至于象心思暗合，志趣多同，则是最主要的原因。"①

"中医必须学习科学的理论，使其经验得以整理……中医把自然科学的理论如像解剖、生理、细菌、病理等等学到之后，他的经验部分就会豁然贯通，得到了明确的解释，因而促成了加速度的发展。当已经进修过的中医把他的本领传给别人时，他所传授的就不仅仅是零碎的经验，而是有科学理论作基础的有系统的经验了……至于中医的学习与研究机构，我们应该有两种形式：一种是中医进修学

---

① 余云岫.团结［J］.医药世界，1950，5（1）.

校，其目的为达到中医科学化，另一种是中医研究所，其目的为使中医的经验成果，得到科学的分析研究与整理，以充实医学的宝库。"①

建立中医进修学校就是"为促进中医科学化"，"中医进修班的课程为基础医学（包括解剖、生理、病理、细菌、药理、诊断）、临床医学（包括内、外、儿、眼各专科）、社会科学（包括社会发展史）等三种"。教学方法上，"中医进修教育要结合并批判中医学术的旧经验"。

从维护作为一个独立的理论体系的中医学的角度上讲，"中医科学化"论者比"废止中医"论者对中医的威胁性更大，因为后者定会遭到整个中医药界的强烈反对，也会遭到社会各阶层人士的反对，很难行得通。而"中医科学化"则可借"科学"这面大旗而使中医界和社会各界乐于接受，无疑是一场悄无声息的"和平演变"，推行的结局将是丧失中医学的理论体系和学科独立性。因为"中医科学化"与"废止中医"的最终结果基本上是一致的，"所以余云岫之流兴高采烈地说：'可见我们历来主张和所走的方向，始终是正确的，所以医学革命（按：即消灭中医）在现阶段一定能获得最后胜利，是绝无疑问的；四十年来的医学革命，从今以后，应该是由理论转向实践的阶段了。'"②

有关"中医科学化"的政策在执行了三年之后，全国中医业一片萧条。当时国家文委副主任钱俊瑞发现了卫生部消灭中医的做法，并上报中央，毛泽东在1953年召开中央政治局会议，撤销了贺诚和王斌的卫生部副部长职务，并于1954年及1955年在《人民日报》开展了对中医问题的讨论和对贺诚和王斌的批判。

之后，由于政治的因素，"中医科学化"似乎是销声匿迹了。对于20世纪50年初的"中医科学化"这一幕，当时主要是从行政的角度上把它作为歧视、排斥中医的问题来看待、处理的。这种看法固然没有错，但并没有抓住问题的本质。其实，把中医"改造"成西医的"中医科学化"，是独尊分析性还原性科学、无视

---

① 贺诚. 第一届全国卫生大会总结报告 [G] //中华人民共和国卫生部中医司. 中医工作文件汇编（1949—1983 年），1984：4.

② 任小风. 批判贺诚同志在对待中医的政策上的错误 [G] //中华人民共和国卫生部. 中医工作资料汇编. 第一辑，1954：44.

综合性整体性科学的结果，是一种"科学对科学的误解、文化对文化的摧残"。所以，若不尊重中医自身的科学发展规律，不承认中医学与西医学是两种不同的医学理论体系，即使采取严厉的行政撤职手段，也难以避免类似问题的重演，类似问题还会以其他各种表现形式出现。后来的历史事实也证明了这一点。

1958年，以毛泽东对卫生部党组"对今后举办西医离职学习中医的学习班"的批示和当时人民日报为此发表的社论《大力开展西医学习中医运动》为基础，"西学中""中西医结合"又成为普遍使用的口号或术语。

"在祖国医学和现代医学互相补充融化的过程中，逐步创造出我国具有独创性的医药学派……这一任务，首先应该由西医担负起来，因为西医具有一定的现代科学知识，由他们来继承发扬整理研究是一个捷径，这也就是西医学习中医这一问题提出的依据。""我们为什么这样强调西医学习中医，并把它看作一个关键性的问题呢？理由很简单，这是因为继承发扬整理研究祖国医学遗产要用现代科学的知识和方法，而西医已经有了一定的现代科学知识，他们学习中医以后就能更好地和中医合作，多快好省地把我国医药学遗产加以继承发扬和整理提高。"[①]

既承认中医是科学的，又将中医自身的发展与完善寄托在西医学术身上，从而形成了一个困扰中医发展至今的悖论。此悖论的症结在于：中医既然是科学的，为什么不能按照自身的科学规律，自我发展、自我完善呢？表面上看，"西学中"与王斌、贺诚等观点不同，实际上，后者要求中医人员通过学习西医基础理论，使中医西医化；前者要求西医人员学习一点中医，进而用西医基础理论的标准改造中医。虽然不算是"朝三暮四"的游戏，但两者却本同而形异、殊途同归，最终都将使中医的基础理论被彻底丢掉。[②]

---

① 徐运北. 全面地正确地认识和贯彻执行党的中医政策 [G] //中华人民共和国卫生部中医司. 中医工作文件汇编（1949—1983年），1984：155，159.

② 柳秉理. 中医科学必须彻底告别"余云岫"现象 [M] //吕嘉戈. 挽救中医：中医遭遇的制度陷阱和资本阴谋. 桂林：广西师范大学出版社，2006：77.

五老上书

1956 年，中华人民共和国卫生部会同教育部决定，在北京、上海、成都、广州建立 4 所中医学院，并将南京中医学校改为南京中医学院（现南京中医药大学），同时在西医院校开设中医系或增设中医药课程，从此在中国近现代历史上中医教育正式被纳入国家高等教育的轨道。

当时中医本科为六年制，在我国第一批中医大学生毕业之际，1962 年 7 月 16 日，北京中医学院秦伯未、于道济、陈慎吾、任应秋、李重人五位老中医就当时中医教育及毕业生所存在的问题，向卫生部党组写了一封名为《对修订中医学院教学计划的几点意见》的信，这就是现代中医教育史上著名的"五老上书"。

当时的北京中医学院汇集了北京地区乃至全国最为优秀的中医师，他们的临床疗效深得民众甚至西医医师的首肯，耳闻目睹也足以使初学中医者对中医产生牢固的信心。况且这批名医大都具有深厚的传统文化基础，纵然当时中医院校统编教材有不足之处，亦在授课之时补充、完善，令学者明了中医理论之合理、圆通，从而生起学习的兴趣和信心，所以想必当时的教学效果不会太差。即便如此，中医学家们仍不满意，这可从"五老"给卫生部党组的信中看出："我院这批毕业生的中医学术水平，对常见疾病一般说可以独立诊治，对某些疾病也收到一定的疗效，对中医理论概念虽较明确，但能熟读熟记的较少；掌握的方剂药物也还不够。特别是阅读中医古书尚有困难，运用理法方药、辨证论治处理疾病，尚欠正确。看来基本功打得非常不够……总的看来，中医理论和临证还学得不深不透。"①

鉴于以上情况，五位老中医认为中医学院原有教学计划有讨论修改的必要，为此"五老"在信中提出了包括"带徒的一点经验""培养目标问题""中医课程内容的安排问题""大力提倡读书（包括背诵）风气，练好基本功""怎样突破文字关"五个方面的意见和建议。纵观全信，其宗旨就是要维护中医教育中中医的主体性，增加学习中医的时间和力度，提倡传统中医理论的学习，中医经典著作的学习，而"学习中医要有相当的中文水平，这就对钻研医学文献打下了基础"，"中国文学与中国医学向来有密切的联系"。

中医理论和实践的主体在于其理论思维的特质，它所侧重表达的是生命与疾病现象的动态调节关系，而不是形态结构的实体；它所凭借的认知方法是通过传达信息的"象"，而不是概念系统；它所认识的生命现象是复杂思维，而非线性思维。这些核心思想决定了它所体现的指导医疗实践功能以及整体、运动认识世界的功能。中医发展之所以绵延数千年，传扬久远，正是因为保持了在自身理论主体基础上的延伸。把握了自身主体，就把握了根本。离开了这个主体，就会彷徨、迷茫，甚至丢失自我。中医发展离开了这个主体，无异于无源之水、无本之木。

《对修订中医学院教学计划的几点意见》全文体现了"五老"对中医院校中医教育主体性的重视，其对中医教育主体性有可能被淡化、被边缘化的忧虑之情跃然纸上，至今令人深思；其对坚持中医教育主体性的具体意见和建议，在今天仍具有较强的借鉴意义；其对中医教育的远见卓识，对五十余年后的我们仍然触动不小，使我们面赧汗颜。联系到当前中医教育的实际情形，我们可否仔细想想五老当年所提的意见有没有落实到位，当年的教育偏差是否得到真正纠正？今天的中医教育实效是否达到了当年中医前辈们的期望？这些关系到中医发展前途的问题，不能不引起我们的思考。

诞生于古代中国的中医药学，其本身就是中国传统文化的一部分，与中国古代其他文化的关系自然密不可分。中医药学在发展的过程中，不断汲取当时的哲

---

① 任应秋.任应秋论医集 [M].北京：人民卫生出版社，1984：3-6.

学、文学、数学、历史、地理、天文、军事学等多种学科知识的营养，同时又融进了中华民族优秀传统文化的血脉之中，成为传统文化不可分割的一个组成部分。

中医药学是在中华民族传统文化的土壤中萌生、成长的，中医药学在这种文化氛围中能够自然地得以普及，古代上自帝王将相、下至走卒贩隶，各个阶层或多或少都能知医识药，由儒从医者、由官业医者更是不胜枚举。"秀才学医，笼中抓鸡"，一方面形象地道出了具有传统文化知识背景的人学习中医相对容易之现象，另一方面也说明了中医与传统文化的密切关系。

古代知识分子学医过程中角色转化之快，令今天学中医的人自叹弗如，皇甫谧 42 岁因患风痹而潜心于研究医学，并结合自己的临证经验，而著成《针灸甲乙经》；张元素、李东垣、朱丹溪等皆学医很晚，然而在其转入医学界短短几年后，医术盛名即传颂当时。而今天中医院校中的学生，甚至到硕士、博士研究生这个阶段，竟有相当数量的人在学习中医七八年之后，仍不能独立应诊，即使应诊，若离开了所学的一点西医知识，便如瘸子丢了拐杖而无法前行。个中原因，不能不让我们考量当今中医高等教育的得失。

"文是基础医是楼"。王冰云："且将升岱岳，非径奚为？欲诣扶桑，无舟莫适。"传统文化就是学习中医升岱岳之径，诣扶桑之舟。今天，若离开了中国传统文化教育和传播，中医药执业人员单纯学习中医诊断、方剂、药性，终究难成一代中医名家（即使一时出名，往往也由于先天乏力而后劲不足），中药也难以保持和发展道地药材与传统炮制方法，与中医药相关的产品包括中医药文化产品也难以形成良好持久的市场氛围；离开文、史、哲等文化的滋养，中医理论也难以得到健康持续发展。

早在 50 多年前，"五老"就已深刻认识到这一点："中国文学与中国医学向来有密切的联系。历代的大医学家大都是具有很好的文学修养，因而他们的著作才流传于后代，而文学家也浏览过医学书籍，如《黄帝内经》是当作'子'书读的。远的例子不举，近代医家如曹家达、陈无咎、恽铁樵、陆士谔等，他们对中国古文学都有修养或著作，不突破文字关必不可能深造。'医古文选'这门课，是为提高阅读中医古书的能力而设立的，其用意甚善。唯时数太少，所选内容有局限性，而又没有要求精读背诵，因之达不到要求。我们意见，医古文选的内容须大大扩充，可选百篇左右的古文和六十篇左右的医古文，其中还要包括一部分音韵训诂常识，熟悉和掌握一些词汇、音义，同时要求学生课余写些毛笔字，以便养成书写端正的习惯。""其他如体育课最好安排太极拳，如有条件，气功课可提前上，使学生在长期锻炼中，既有深刻的体会，又可达到强身保健的作用。"诚哉斯言！

"问渠哪得清如许，为有源头活水来。""唯江上之清风，与山间之明月，耳得之而为声，目遇之而成色，取之无禁，用之不竭，是造物者之无尽藏也。"（苏轼《前赤壁赋》）延续几千年的传统文化及蓬勃发展的现当代文化，其实就是我们促进中医发展"取之无禁，用之不竭"的无穷宝藏，就是中医药健康发展的活水源头。

单就中医古籍而言，几千年的中医学发展史，19 000 余卷典籍，以其传世之作和珍贵的学术经验而蔚为壮观，这是前人留给我们的厚重遗产。故"五老"大力提倡读诵、钻研中医经典著作之风，这是坚持中医教育主体性的重要一环，也是中医发展继承传统的基础工作。"中医学院须大力提倡读书风气……我们在此提倡的读书，是学习中的一种方法，是指高声朗读，口不绝吟而言。朗诵读书，不仅可以帮助记忆，还可以帮助理解。许多不懂的东西，可以读之使懂，不通的可以读之使通。'熟读唐诗三百首，不会吟诗也会吟'就是这个道理……中医学院究竟要读些什么书呢？除十五门讲义以外，我们认为各课的原文补充教材一般是可以读的。例如《内经》原文百篇，《伤寒论》《金匮要略》《本草经》等均可以读。"

经典著作具有极大的包容性和关联性，熟读其中的一二十部，其收获一定比到处浮光掠影要大得多。但当前我们对此的情感却日渐淡远，与中医学渊源的断裂感也越来越深，以致出现了端着"金饭碗"讨饭吃的尴尬境界。我们仔细想想，我们受的教育除了经过加工的教材外，又有多少人去认真读那些经典呢？时下在大学学历史的不读《史记》《汉书》，学文学的不读《庄子》《昭明文选》，学中医的不读《黄帝内经》《伤寒论》的现象并不鲜见。

今天我们发展中医只单方面地重视吸取现当代文化的营养，而忽视了中医自身的传统及其所依赖的传统文化，"创新"有余，继承不足。

其实中医发展的创新，不是庸俗化理解的"创新"（如今创新似乎也成为中医界的一种时髦，人人讲"创新"，事事讲"创新"，每天都有"创新"出现），不是西医化的创新，它是中医在自身发展过程中前进的创新，在做好继承前提下的创新，是中医自身发展确实需要的一种创新。这样的创新才是中医发展的推动力，是中医持续健康发展的引擎。离开继承的所谓创新，无异于空中楼阁、海市蜃楼，对中医的实际发展毫无益处，只不过是一些时髦名词的堆砌，从而造出中医学术虚假繁荣的泡沫，为自己评职称、拉项目寻经费作垫脚石罢了。

另外，在今天的环境中，今人学习中医要比前人难上许多。首先小学、初中高中一直接受着数理化等现代科学的训练，大脑经过现代科技的洗涤，唯物主义、分子、原子早已在我们头脑中生根发芽。进入中医院校，突兀地接受阴阳、五行、气，让人一头雾水，晕头转向，不经过一次再换脑的洗礼，想进入中医的思维状态，无疑是痴人说梦。然而事实不止如此，我们还要继续接受现代科技的训练，要学生理学、病理学、组织胚胎学、西医内科学等西医理论课，甚至这方面的课程比重，要大于中医。一方面是中医的高度抽象模糊，一方面是西医的高度直观细化，两种思维在中医初学者的头脑里不断斗争，颇有"不是东风压倒西风，就是西风压倒东风"之势。

"有楚大夫于此，欲其子之齐语也……一齐人傅之，众楚人咻之，虽日挞而求其齐也，不可得矣。"（《孟子·滕文公下》）在这样的情况下，我们中医教育的实效可想而知，虽然教育规模不断扩大，人数不断增多，然而在临床实践中真正能够按照中医思路治病的大夫，在中国只有可怜的两三万人。如此下去不超过二十年，这些人退休或辞世以后，中国再找真正的中医大夫或许确如大海捞针一般难了。[①]

这样看来，在中医教育中坚持中医主体性更显得十分必要与刻不容缓了。五十余年前，五老在信中就对中医学院培养目标问题以及中、西医课时安排做了深刻阐述，"中医学院培养目标是高级中医师"，"中医院校加西医课，其目的在于：

---

① 陆广莘，张其成，朱清时，等．中医药的传统与出路［J］．读书，2005（9）：20.

使现代的中医师具备一些自然科学和现代医学的基本知识，为将来医学科学的研究工作打下基础，这是必要的，也是可以理解的。但必须在保证学好中医的前提下加西医课。过去的教学计划两年半学完普通课和西医课，中、西课时数（不包括临床）的对比是一比一，这似乎是培养中西兼通的计划，因而西医没有学好，中医也没有学深学透"，"我们意见，用一年半的时间学习中医基础课，用三年的时间学习中医临床各科，结合实习，共四年半学习中医。另一年半学习普通课和西医课。这样，大体上可以保证学好中医"。

当代中医药学家邓铁涛忧心忡忡地说："外加的'从属地位'消灭不了中医，来自内部的'自我从属'将消灭中医于不知不觉之中！这个隐患如不及时扭转，多少表面文章也振兴不了中医。"[1] 面对日渐远离传统文化与自身传统的中医，如何最大限度地恢复昔日中医与传统文化二者之间的密切关系，如何使传统文化与中医自身传统成为当代中医发展的真正推动力，如何使中医能够按照其自身发展规律良性发展，这或许是今天有志于振兴中医药事业的人们所应当迫切思考和解决的问题。

今天中医学正处在传统与现代的转型过程中，在世界性与民族性的艰难调适中，只有从源头的梳理中看清主体，才能对中医理论体系有一个全面的把握；今天中医学处在东西方科学文化的碰撞中、多元文化的交织中，中医发展只有保持自身的特质与主体性，挺立自我思考的主体性，向当代人类健康事业贡献出具有独特价值的理论与技术，才能卓然自立、焕发异彩，否则将走向异化，甚至沦为边缘化的命运。

附：《对修订中医学院教学计划的几点意见》[2]

（北京中医学院　秦伯未　于道济　陈慎吾　任应秋　李重人）

我院 56 年级学生即将毕业了。这是我国第一批中医正规大学毕业的大学生，是中

① 邓中光，郑洪，陈安琳．邓铁涛寄语青年中医［M］．北京：人民卫生出版社，2004：43.

② 任应秋．任应秋医论集［M］．北京：人民卫生出版社，1984：3-6.

医教育的一件大事，是贯彻执行党的中医政策的又一次胜利。无疑地他们将负担起继承和发扬祖国医学的重大任务。唯这批毕业生的质量，虽然看来基本上能够达到培养目标的要求，但严格说来，特别是中医学术水平方面，还有不足之处，还不够理想。因此，我们认为有必要吸取几年来在教学和临证实践过程中的一些经验加以改进，使今后更为符合要求，培养出质量更高的中医后继人才。

据我们了解，我院这批毕业生的中医学术水平，对常见疾病一般说可以独立诊治，对某些疾病也收到一定的疗效，对中医理论概念虽较明确，但能熟读熟记的较少；掌握的方剂药物也还不够。特别是阅读中医古书尚有困难，运用理法方药、辨证施治处理疾病，尚欠正确。看来基本功打得非常不够。

似此，如果作为一个"高级中医师"的标准来衡量，还嫌不足。这班学生在毕业实习和写毕业论文时，自己感到空虚，一再要求补课，并提出补课的具体内容，如《内经》需要补讲某些篇的原文；在写毕业论文时，提纲拟好了，文献资料的搜集还不熟悉；有的想到某一理论，但不知出于何书，感到似是而非；在毕业实习时，有的老师说一方剂，学生写不出药味，甚至连方名都不知道；等等。总的看来，中医理论和临证还学得不深不透。

根据以上情况，中医学院教学计划实有讨论修改的必要。为了培养质量更高的中医后继人才，为了对党和人民负责，根据几年来我们在教学和指导临证实践中的经验，结合个人的一些看法，提出下列意见和建议：

一、带徒的一点经验

据我们了解，过去从师学医，老师选择对象，首先要求文章要通顺。拜师以后，头两年学习的内容是诵读，如《内经》（多数是《内经》节本）、《伤寒论》《金匮》《脉诀》，以及《药性》《汤头》等书，读得烂熟，甚至要求某些注解都要能记住，同时为老师抄方。第三年以后，老师重点讲解和指出必读书籍，一方面钻研，一方面为老师作助诊工作，一般是半天临证，半天读书。五年期满，老师认为有足够的能力开业时，才同意"出师"。如没有学好，也可能要更长时间才"出师"的。"出师"以后，有个别家庭经济条件好的，并不积极挂牌开业，还要从名中医"参师"。这种"参师"学习时间不是太长，三个月或五个月，以能接受老师的独特的学术经验为主。清代著名的医学家叶天士曾从十七位老师学习，就是采取这种办法。这是过去中医带徒的一种较好的形式，这样带出来的徒弟，质量较高，将来的成就也较大。

总之，学习中医要有相当的中文水平，这就对钻研医学文献打下了基础。有二三年的诵读功夫，把中医的一些基本理论和具体方药烂熟于胸中，运用起来，就"左右逢源"，有一旦"豁然贯通"之妙。这种诵读的基本功，如果建立得深厚，将终身受用无穷。再有二三年的半日临证，半日读书，有较长的临证时间，对四时多发病的多种疾病，都有机会亲自接触和亲手诊治的经验。一些真才实学的中医，多是这样学习得来的。

从上述经验来看，中医学院的毕业生主要是学习中医的时间太短。六年制的中医学院，实际学习中医只有三年多。用三年多的时间，要求学好中医，时间上显然是不够的，此其一。在教学方法上，中医学院是按照现在正规大学的办法。实践证明，优点很多，但忽略了过去教学的某些优点，如要求学生背诵和指导读书的方法等，因而学生没有练好基本功，此其二。高中生的古文程度太差，医古文课仅数十学时，又未尽要求背诵，是以不能突破文字关，此其三。

二、培养目标问题

中医学院培养目标是高级中医师，学制是六年。这两点应该肯定，不可动摇。政治、体育课不在讨论范围（这是中央有规定的）。主要问题在于中西医课的对比和内容的具体安排。普通基础课如数、理、化，是为西医课服务的，医古文课是为中医课服务的。中医院校加西医课，其目的在于：使现代的中医师具备一些自然科学和现代医学的基本知识，为将来医学科学的研究工作打下基础，这是必要的，也是可以理解的。但必须在保证学好中医的前体下加西医课。过去的教学计划两年半学完普通课和西医课，中、西课时数（不包括临床）的对比是一比一，这似乎是培养中西兼通的计划，因而西医没学好，中医也没有学深学透，因此，培养目标就须重新考虑了。

我们意见，用一年半的时间学习中医基础课，用三年的时间学习中医临床各科，结合实习，共四年半学习中医。另一年半学习普通课和西医学课。这样，大体上可以保证学好中医。课程的具体安排，另作讨论。

原订的中医学院教学计划培养目标"具有现代医学基础知识"，建议改为"具有一般的现代医学基本知识"。对学生专业具体要求，仅"能够解决工作中的实际问题"一句，不够具体，须再讨论补充。

三、中医课程内容的安排问题

中医学院现行教学计划所设置的十五门中医专业课程，通过六年来的教学实践还是适合的，尤其是卫生部直接领导的五所中医学院主编的讲义，有系统有条理，简明扼要，文字浅近，对目前一般高中生水平来说，还是适用的。因此我们认为这十五门讲义基本上还可以用。不过为了不断地提高教学质量，并与教学时数的增加相适应起见，都有重新安排补充教材的必要。例如：《内经讲义》过去只讲 120 小时左右，假如增加到 488 小时，是不是原有的讲义不适用了呢？我们认为仍然适用，因为它简明浅近，新入学的高中生容易接受，可以在 70~80 小时内讲授完毕，使学生有一个总的概念，也是对祖国医学的理论有了一个大概的轮廓。然后再精选《内经》里的原文（也可删节）一百篇左右，用 300 小时左右加以精讲，务必将每篇大的原则、细的节目，解释得清清楚楚。解释的深度应按各篇具体情况而定。使之通过较深透的理解，从而获得中医基础理论的实质。其他各科也可以按此类推，适当地选授一些与各科有关的原文。这样讲义和补充教材相结合的优点有三：首先是充实了讲义的内容，大大加强了讲义的深度。其次是增强了学生阅读古代著作的能力，给他们今后钻研中医学一把开关钥匙。第三，真正保证了教学质量，使教与学方面获得不同程度的提高。现在北京中医学院毕业生的脑子里，装有不少似是而非，似懂非懂的东西。例如，他们经常讲"肝肾同源"，问他如何同源，没有一个学生能在基本理论中找到答案。有的看到"肝为妇女之先天"一语，竟以为妇女身上真有与男子不同的"先天"似的。所以最近毕业班绝大部分学生，都提出补讲《内经》原文的要求，甚至有的还提出具体篇目，要求讲"至真要大论""调经论""灵兰秘典论"等篇。这就是他们在临床上深感理论不多，理论不深，联系不起来，解释不下去，因此提出这种迫不可待的要求。根据这种情况，如果不采取讲义与补充教材相辅而行的办法，很难设想今后学生的质量是否可以提高。

四、大力提倡读书（包括背诵）风气，练好基本功

根据学习中医的特点，单靠课堂讲授还不解决问题，课堂讲授的时间加得太多，也不是最好的办法。最好是除课堂讲授以外，要有充分的时间由老师带领，指导学生读书。把指导读书一项，正式列入教学计划的时数之内。只有课堂讲授与指导读书并重，才能学得更深更透。中医学院须大力提倡读书风气。当然在学校学习期间的可以

叫作读书，这是广义的。我们在此提倡的读书，是学习中的一种方法，是指高声朗诵，口不绝吟而言。朗诵读书，不仅可以帮助记忆，还可以帮助理解。许多不懂的东西，可以读之使懂，不通的可以读之使通。"熟读唐诗三百首，不会吟诗也会吟"就是这个道理。从语言发展来讲，人类是从口头语到书面语，这是丰富学识最有效的办法。中医学院究竟要读些什么书呢？除十五门讲义以外，我们认为各课的原文补充教材一般是可以读的。例如《内经》原文百篇，《伤寒论》《金匮要略》《本草经》等均可以读。读的内容，应分做精读和泛读两种。精读，不仅要求背诵，要读得深，读得细，读得透彻，还要反复玩味，深思研究，甚至包括批注、做笔记等。泛读，在一定程度上，不要求那么深透，或者读懂了，或者能背诵了，或者有一个较深的概念就行了。这两种读法可以相辅而行。只有精读，没有泛读，其见者少；只有泛读，没有精读，是无根之木，没有基础。有了精读，在语言文字方面下了功夫，便具有最基本的阅读古医书能力，才可以进行泛读。精泛并举，是完全必要的。因此，读书虽是一种方法，是学生自己的事，但一定要有安排和指导。我们所拟出的新的学时计划，其中就安排了指导读书的时间。在这时间内，教师要去亲自指导，主要是指导学生如何读，包括选材料、个别讲解、组织讨论、做笔记、背诵等。因此指导读书的重要性，并不次于课堂讲授。强调了这个时间的重要性，明确地列入教学计划，不能为任何时间所占有，才能保证练好中医的基本功。

五、怎样突破文字关

中国文学与中国医学向来有密切的联系。历代的大医学家大都是具有很好的文学修养，因而他们的著作才流传于后代，而文学家也必然浏览过医学书籍，如《内经》是当作"子"书读的。远的例子不举，近年医家如曹家达、陈无咎、恽铁樵和陆士谔等，他们对中国文学都有修养或著作，不突破文字关必不可能深造。"医古文选"这门课，是为提高阅读中医古书的能力而设立的，其用意甚善。唯时数太少，所选内容有局限性，而又没有要求精读背诵，因之达不到要求。我们意见，医古文选的内容须大大扩充，可选百篇左右的古文和六十篇左右的医古文。其中还要包括一部分音韵训诂常识，熟习和掌握一些词汇、音义等，同时要求学生在课余写些毛笔字，以便养成书写端正的习惯。

其他如体育课最好安排太极拳，如有条件，气功课可提前上，使学生在长期锻炼中，既有深刻的体会，又可达到强身保健的作用。

最后建议在卫生部领导下，召集全院教师和学生代表开一次较长时间的教学会议，共同讨论。

以上意见，仅供参考。

新中国成立后北京的中医药发展

1949 年 1 月 31 日，北平实现了和平解放。随后新中国成立，定都北平，并改名为北京。北京的中医药学，在漫长的历史长河中经久而不衰，几经摧残而不折，显示了灿烂的无限生机。新时期的北京中医药，更是焕发出新的光彩。北京中医在学术上具有鲜明的特点，既有宫廷医学学派的传承，又有学院派、师承家传的独特技艺，南北医家经方派、时方派也汇集于此，形成了多元化的、百花齐放的局面，中西医相互采纳、包容，继承与创新交织的精彩学术氛围孕育着燕京医学学派的诞生与发展，在学术水平上居于全国的前列。

党的中医政策为北京中医药事业的发展营造了前所未有的良好氛围，北京中医药得到大力扶持、发展和振兴，各项管理工作以继承、保持和发扬中医的特色和优势为宗旨，中医药学科得以按照自身的特殊规律而发展。

医政管理

1949 年 11 月，新中国的中央卫生部在医政处设中医科。1953 年 5 月，中医科改为中医处。1954 年，卫生部正式设立中医司，管理全国中医工作。1985 年，卫生部党组为了从根本上解决中医药问题，向国务院提出了改革中医药管理体制的建议。1986 年 1 月 4 日，国务院第 94 次常务会议决定成立国家中医管理局。1986 年 7 月 20 日，国务院发出了决定成立国家中医管理局的通知。1986 年 12 月 20 日，国家中医管理局正式对外办公。1988 年 5 月 3 日，国务院决定成立国家中医药管理局，将原属国家医药管理局管理的中药部分划归国家中医药管理局。国家中医药管理局是国务院管理中医中药工作的国家局，由卫生部归口管理。

1988 年 8 月，北京市中医工作会议在通县（现为通州区）召开。会议宣布，经市委、市政府研究决定，北京市成立中医管理局。

中医医疗事业

1949~1955 年，为个体开业、联合诊所及门诊部发展阶段；1956~1967 年，是中医医院组建的奠基阶段，北京开始建立国家所有制的北京中医医院、中医研究院西苑医院和广安门医院、北京中医学院附属东直门医院、门头沟中医院等；1966~1978 年，是中医机构的缓慢发展阶段；1978~1989 年，是全面发展阶段，在此期间新建了 6 所区县级中医院，许多综合医院建立了中医科，中医个体开业也进入了较为规范化的轨道；1990~2000 年，是持续发展与专科医院建设的新阶段，在医院管理上也登上了一个新的台阶，开展了医院等级的确定与示范中医院、示范中医科的建设，并加强了各级中医机构的内涵建设；2001 年 10 月 1 日正式施行的《北京市发展中医条例》推动北京市中医工作再上新台阶，近些年来完成了 19 个国家级和 30 个市级具有中医特色治疗优势的重点专科专病项目建设，北京地区中央和市属各中医医院基本形成了"院有专科、科有专病、病有专药、人有专长"的发展格局，中国中医科学院广安门医院的肿瘤科、北京中医医院的皮肤科等一批中医特色专科（专病）已成为全国知名的北京中医药特色服务品牌。

中医药教育

新中国成立初期只有陈慎吾创办的私立北平中医研究所（私立汇通中医讲习所），师承教育均为民间自发的组合，比较分散。1950~1951 年，北京先后创办了 2 所中医进修学校，开始进行中医进修教育，特别是北京市属的中医进修学校，可谓北京中医人才培养的摇篮，为北京市培养了一批又一批的中医优秀人才，是北京市属中医公办教育的开端，是北京中医事业兴旺发达的摇篮，为北京市中医教育奠定了基础。

北京中医进修学校，1950年3月13日成立。该校归中央卫生部直属，其前身就是由中央卫生部接管的华北国医学院，学校地址设在西四马市大街（现西四东大街，学校简称"西进修"）。1955年12月，北京中医进修学校与针灸疗法研究所、中国医药研究所、华北中医研究所等单位合并，一起成立了中国中医研究院（现为中国中医科学院），从而结束了它的进修使命。

北京市中医进修学校，1951年9月成立。学校开始为民办公助性质，1953年1月由北京市公共卫生局接管，成为其直属的行政单位。学校地址几经变迁，最终设在东四十条27号（学校简称"东进修"）。1959年4月，北京市中医进修学校划归北京中医医院领导，改名为北京市中医学校。其后又几经停办、复办、改名，最终于1987年5月并入北京联合大学中医药学院（现为首都医科大学中医药学院）。

1955年，中国中医研究院首次举办了全国西医离职学习中医研究班，带动了北京及全国的西医学习中医教育。1956年及1968年卫生部颁发了《关于开展中医带徒工作的指示》和《关于继承老年中医学术经验的紧急通知》，北京认真贯彻和落实了这两项政策，取得显著成效，曾在全国中医工作会议上介绍过这方面的经验。此后还开办了中医中专学校及中医护士学校。1956年，北京中医学院于北京市海运仓成立，隶属于原卫生部。1971年7月至1977年11月，北京中医学院与卫生部中国中医研究院合并，保留学院名称和建制。

高考制度恢复后，北京中医学院恢复正常运转，北京第二医学院和北京市中医学校联合举办了一届中医本科班，1978年11月北京中医学院分院成立，曾更名为北京联合大学中医药学院（2001年并入首都医科大学），均为北京培养了大量的高级中医药人才。2000年北京中医药大学与原北京针灸骨伤学院合并组成新的北京中医药大学，直属教育部。1977年中医研究院首次举办了中医研究生班，招收硕士生。1983年和1985年开始招收博士研究生，随后又建立了博士后科研流动站。这两项举措的实施，使得北京基本上形成了比较完善的中医教育体系，培养了大批各级、各类中医药人才。

中医药科研

1954年6月毛泽东指示"即时成立中医研究机构，罗致好的中医进行研究，派好的西医学习中医，共同参加研究工作"。1955年卫生部直属中国中医研究院成立，标志着中医科研地位的确立。1959年中医药科技工作列入我国"十二年科学发展远景规划"，均为中医药科研队伍建设和科技发展创造了良好的条件。1959年10月，北京市中医研究所成立，也成为卫生部在全国设立的科研基地之一。

十一届三中全会以后，又出现了部分企业创办和民办的中医科研机构。在"中西医并重，发展中医药"方针的指引下，北京在心脑血管病、肝病、多脏器功能衰竭、肿瘤、脾胃病、皮肤病、针灸麻醉及青蒿素、人工麝香等研究方面均取得了突出的成绩，基本上形成了中医药科研机构密集、设备齐全、科研队伍完备、人才济济的城市，集中了许多优秀的中医药人才及部属科研机构、北京中医药大学等大专院校，形成了多个中医药科研的"国家队"。

中西医结合事业

1956年8月毛泽东在同中国音乐家协会负责同志的谈话中指出："要把根本道理讲清楚：基本原理，西洋的也要学。解剖刀一定要用中国式的，讲不通。就医学来说，要以西方的近代科学来研究中国的传统医学的规律，发展中国的新医学。"1955年12月，卫生部在北京开始组织第一届全国西医离职学习中医研究班。1958年，毛泽东在《中央卫生部党组关于西医学习中医离职班情况成绩和经验给中央的报告》中批语："中国医药学是一个伟大的宝库，应当努力发掘，加以提高。"他号召西医学习中医，从而政府制定了相应的中西医结合方针，组织西医学习中医（简称"西学中"），开展中西医结合研究，使我国中医走上了有领导、有组织、有计划地运用现代科学技术，开创中西医结合事业的道路。由于首都区位的优势，中外学术交流的活动频繁，北京中医不仅在国内学术交流中起着举足轻重的作用，而且在与国际学术界合作交流上也是主要的窗口。1981年中国中西医结合研究会成立（后改名为中国中西医结合学会），形成了全国中西医结合学术交流的网络系统，有力地促进了学术交流和发展。另外还创办了《中国中西医结合杂志》《中国骨伤》《中国中西医结合耳鼻喉科杂志》《世界中西医结合杂志》等，举办了多次大型中西医结合国际学术会议，在海内外影响至为深远。

随着中西医结合临床、研究人员的培养与实践，从 20 世纪 80 年代开始又培养了中西医结合硕士、博士，成为中西医结合研究的新生力量，同时也造就了一批"高明的理论家"和国内外知名的中西医结合专家。

中医药学术团体

中华人民共和国成立之后，中医药学会得到了迅速的发展。1950 年 5 月 30 日，北京中医学会宣告成立。1979 年中华全国中医学会（后更名为中华中医药学会）成立，相继成立的有中国中西医结合研究会（1981 年 11 月成立，后更名为中国中西医结合学会）、中国针灸学会（1979 年 5 月 16 日成立，当时为中华全国中医学会的二级学会，1985 年 3 月 5 日经国家体改委批准，升为国家一级学会）、世界针灸学会联合会（1987 年 11 月成立）、北京针灸学会、中国中药协会（2001 年 5 月成立）、世界中医药学会联合会、中国民族医药学会（2007 年 9 月成立）等。2000 年北京中医学会建会 50 周年，连同北京中西医结合学会和北京针灸学会共拥有会员 10 243 人。总之，学会汇集了全国中医药界的广大精英，在学术上互相交流、争鸣，促进了中医药学术的发展，北京已成为中医药学术团体的中心，影响辐射到全国。

中医药出版事业

1953 年，人民卫生出版社正式成立，开始选择一批经典名著如《黄帝内经素问》《黄帝内经灵枢》影印出版，也出版了《黄帝内经素问白话解》等白话文语译本。20 世纪 60 年代以后，开始对一些重要巨著如《本草纲目》重新标点排印出版。为了适应高等中医教育，高等教育委员会也组织编写出版《中医内科学概要》等系列高等教材。1989 年，中国中医药出版社成立，直属于国家中医药管理局。作为唯一国家级中医药专业出版社，国家中医药管理局教材办公室、全国高等中医药教材建设研究会和全国高等中医药教材建设专家指导委员会均设在该社。

1954 年在第三届全国卫生行政会议上通过了关于"改进和提高中医药刊物"的决议。期间有 10 余种相关期刊出版。随后《中华医史杂志》《中医杂志》《北京中医》等创刊。《中医杂志》1981 年之后创办了 6 种外文版式，其影响扩展到国外。其他如《中药通报》《北京中医药大学学报》《中国医学文摘·中医》等，达几十种之多。

相关的报纸如《健康报》，1983 年 3 月 8 日开办了"传统医药"版。1989 年 1 月，中国中医药行业唯一的国家级报纸《中国中医药报》在京创刊，该报宗旨是宣传中医药产业政策，弘扬中国传统医药文化，传播医疗养生保健知识，及时报道行业动态信息与市场行情。另外，《中国医药报》也开辟了传统医学版，非中医专业报纸如《北京卫生报》《健康咨询报》《保健养生报》等也刊登了中医中药的文章，丰富了中医药出版物及类型。

北京中医药出版事业的长足发展，既取决于人们对健康保健知识的需求和中医政策的推动，也得益于首都特殊地位的优势。北京逐渐成为全国中医药出版事业的中心，在促进中医药学术发展与中医药文化传播方面起着巨大作用。